योग
स्त्रियों के लिए

आचार्य भगवान देव

डायमंड बुक्स

www.diamondbook.in

समर्पण

उन सभी को, जो चिकित्सक के पास जाने के
बजाय योगाभ्यास से स्वस्थ रहना चाहते हैं।

© प्रकाशकाधीन

प्रकाशकः डायमंड पॉकेट बुक्स (प्रा.) लि.
X-30, ओखला इंडस्ट्रियल एरिया, फेज-II
नई दिल्ली-110020
फोन : 011-40712200
ई-मेल : sales@dpb.in
वेबसाइट : www.diamondbook.in

Yog : Striyon Ke Liye
By : Acharya Bhagwan Dev

भूमिका

सच तो यह है कि योग जितना कारगर युगों पहले हमारे ऋषि-मुनियों एवं साधु-संन्यासियों के लिए था, उतना ही कारगर यह आज के आम आदमी के लिए भी है। पूर्ण रूप से वैज्ञानिक होने के कारण आज पूरा विश्व इसे अपना रहा है और इसका लाभ उठा रहा है।

तभी तो संयुक्त राष्ट्र ने हमारे 5000 साल पुराने योग को मान्यता दी और 21 जून, 2015 को 'अंतर्राष्ट्रीय योग दिवस' घोषित करके इस दिन पूरी दुनिया में 'पहला विश्व योग दिवस' मनाया गया। इस दिन 193 देशों ने अपने यहां योग के कार्यक्रम आयोजित किए। दो करोड़ से ज्यादा लोगों ने इसमें हिस्सा लिया। लोगों ने हवाई जहाज तक में योग किया। भारत में मुख्य कार्यक्रम दिल्ली के राजपथ पर हुआ। यहां प्रधानमंत्री नरेन्द्र मोदी ने 35,985 लोगों के साथ योग किया, जो एक विश्व रिकॉर्ड बन गया। तीनों सेनाओं के प्रमुखों ने भी इस कार्यक्रम में हिस्सा लिया।

उस दिन लगभग सारी दुनिया योगमय होती नजर आयी। उन गौरवशाली क्षणों को देखकर हर भारतीय का सीना चौड़ा हो गया। कहते हैं कि सार्वभौमिक, वैज्ञानिक और परंपरागत ज्ञान का नाम धर्म है और इच्छाओं से मुक्त होना योग। किसी भी काम को एकाग्रता के साथ करना भी तो योग ही है। जिसके ज्ञान और आचरण (जानने और जीने) में फर्क न हो, वही तो असली योगी है। असली सवाल यह है कि योग को सिर्फ 21 जून तक ही नहीं सिमटना चाहिए। इसे दैनिक जीवन और सिस्टम (स्कूल, कॉलेज, डिफेंस आदि) का भी हिस्सा बनना चाहिए और इसका मानवीकरण भी होना चाहिए।

इस पुस्तक में हमने स्त्रियों के लिए महत्त्वपूर्ण योगासनों का उनके परिचय के साथ सचित्र वर्णन किया है, उनके लाभ, कब और किस अवस्था में न करें, जैसी समस्त जानकारियां हमने आपको देने की कोशिश की है। यह पुस्तक अपने स्वास्थ्य व सौन्दर्य के प्रति सजग, योगासनों में रुचि रखने वाली महिलाओं तथा सर्वसाधारण पाठकों को अवश्य पसंद आएगा, ऐसा हमारा विश्वास है।

योगासनों की विशिष्टता यह है कि इसकी क्रियाएं जितनी शारीरिक होती हैं, उससे अधिक मात्रा में मन की एकाग्र शक्ति को बढ़ाती है और मन की एकाग्रता से पैदा होने वाली मेधाशक्ति, साधारण शक्ति आदि बौद्धिक शक्तियों का भी विकास करती है। तभी तो भारत की महान विभूतियों ने इतिहास के आरम्भ काल से ही शारीरिक और मानसिक अभ्यास के पाठों की योगासन पद्धति से रचना की है। शरीर को निरोगी और स्वस्थ बनाए रखने में योग का कोई सानी नहीं। स्वयं प्रधानमंत्री मोदी 26 वर्षों से नियमित रूप से प्रतिदिन योग कर रहे हैं। 'योग गुरु' के रूप में बाबा रामदेव सम्पूर्ण विश्व में लोकप्रिय हैं। फिल्म अभिनेत्री रेखा का सदाबहार सौन्दर्य, बिपाशा बसु का मनमोहक फिजीकली फिटनेस, मां बनने के उपरांत ऐश्वर्या राय और शिल्पा शेट्टी का आकर्षक फिगर, सब योग से ही संभव हो पाया है। तभी तो रेखा, बिपाशा और शिल्पा, इन तीनों मशहूर अभिनेत्रियों ने योग की महत्ता से दुनिया को परिचित करवाने के लिए योग पर किताबें भी लिखी हैं और डीवीडी भी जारी की हैं।

योगाभ्यास की अनूठी प्रक्रिया से तन और मन दोनों स्वस्थ एवं आनंदमय रहते हैं। आसन शरीर के पांच मुख्य अंगों-स्नायु तंत्र, रक्ताभिगमन तंत्र, श्वासोच्छ्वास तंत्र की क्रियाओं का व्यवस्थित रूप से संचालन करते हैं, जिससे शरीर पूर्णतः स्वस्थ बना रहता है और कोई रोग नहीं होने पाता। शरीरिक, मानसिक, बौद्धिक और आत्मिक सभी क्षेत्रों के विकास में आसनों का अधिकार है। योगासन शारीरिक स्वास्थ्य के लिए वरदान स्वरूप है, क्योंकि इनमें शरीर के समस्त भागों पर प्रभाव पड़ता है और वह अपना कार्य सुचारु रूप से करते हैं।

वैसे भी भारत की पहल पर रविवार 21 जून, 2015 को आयोजित प्रथम योग दिवस को आने वाले दौर में ग्लोबल लोकप्रियता की बानगी के तौर पर भी देखा जा सकता है। लेकिन इसमें भी कोई शक नहीं कि यहां से आगे योग को लेकर भारत की जिम्मेदारियां भी काफी आगे बढ़ गई हैं। मन को स्थिर और चपल बनाने वाले इस विज्ञान को दुनिया के अलग-अलग देशों में अलग-अलग तरह से आजमाया जाता रहा है। स्वयं भारत में ही विभिन्न संस्थान और आचार्य इसे अपने-अपने ढंग से बरतते रहे हैं। मानक स्वरूप जैसी कोई चीज योग पर लागू नहीं होती, लेकिन बाहरी भिन्नताओं को यदि छोड़ दें तो अपनी अंतर्वस्तु में योग जीवन पद्धति और एक दर्शन है। जो समय बीतने के साथ ही वनों में कहीं गुम होती जा रही है। दुनिया को योग की इस मूल आत्मा से परिचित कराने का काम ही भारत का है।

–नरेन्द्र कुमार वर्मा

nk@dpb.in

विषय सूची

योग क्या है और क्यों जरूरी है?

योग भारतीय संस्कृति की प्राचीनतम पहचानों में से एक है। यही वह विज्ञान है, जिसके बलबूते पर न केवल भारत कभी 'सोने की चिड़िया' कहलाता था, बल्कि विश्वगुरु बनकर भी उभरा था। भगवान शंकर के बाद वैदिक ऋषि-मुनियों से ही योग का प्रारंभ माना जाता है। बाद में कृष्ण, बुद्ध, महावीर आदि ने भी इसे अपनी तरह से विस्तार प्रदान किया। इसे आगे चलकर पतंजलि ने सुव्यवस्थित कर लिखित रूप दिया और योग सूत्र की रचना की, जो कि मनुष्य लिए किसी वरदान से कम नहीं है।

योग क्या है... जब भी इस बात का जिक्र उठता है, तो मन-मस्तिष्क के आगे आसन लगाए किसी वृद्ध व्यक्ति या साधु-बाबा की तस्वीर उभर आती है और हम मान बैठते हैं कि योग न केवल शरीर की विभिन्न आड़ी-तिरछी मुद्राओं का नाम है, बल्कि यह धार्मिक एवं बुजुर्ग लोगों के ही करने की चीज है। योग का संबंध किसी विशेष आयु, धर्म एवं शरीर के आसन से नहीं है और न ही यह कोई धार्मिक कृत्य या श्रद्धा का विषय है। यह पूर्ण रूप से विज्ञान है, जो हमें न केवल बाहर की प्रकृति एवं उसके रहस्य से जोड़ता है, बल्कि भीतर छिपी अज्ञात ऊर्जा से भी एक करता है।

योग का अर्थ, शरीर द्वारा किए जाने वाले आसन ही नहीं और भी बहुत कुछ है। योग का अर्थ है जोड़, संधि, एकात्मता। योग संस्कृत भाषा के शब्द 'युज' से उत्पन्न हुआ है, जिसका अर्थ है 'जुड़ना'। योग हमारे शरीर, मन और आत्मा के बीच संयम व सन्तुलन स्थापित करता है यह हमारे जीवन को सरल और सकारात्मक बनाता है, क्योंकि भीतर- बाहर के इस जोड़ में शारीरिक आसनों की अहम भूमिका होती है। हमें लगता है कि योग का अर्थ व उसकी सीमा सिर्फ योग आसन तक ही है। आसन दो प्रकार के हैं। प्रथम श्रेणी के आसनों को 'ध्यानासन' और द्वितीय श्रेणी के आसनों को 'स्वास्थ्यासन' कहते हैं। जिस आसन में बैठ कर मन को स्थिर करने का प्रयत्न किया जाता है, उसको 'ध्यानासन' कहते हैं और

जो आसन व्यायाम निमित्त किये जाते हैं, उनको 'स्वास्थ्यासन' कहते हैं। पतंजलि योग सूत्र के अनुसार–

'योगश्चित वृत्तिनिरोधः'

अर्थात्– 'चित्तवृत्तियों को रोकना योग कहलाता है।'

वैसे 'योग' का शाब्दिक अर्थ है– जोड़। वास्तव में यह योग भी जोड़ना ही है, पर किसे जोड़ना है? किससे जोड़ना है? ये प्रश्न उठने स्वाभाविक हैं।

योग का परिणाम होता है– 'आत्मा' और 'परमात्मा' का सम्बन्ध हो जाना। अतः यह आत्मा का परमात्मा से योग या जुड़ना है। योग श्रद्धा या धर्म का विषय नहीं, विज्ञान का विषय है। इसे हिंदू करे या मुसलमान, अमीर करे या गरीब, यह सबको लाभ देता है। इसको करने के लिए व लाभ पाने के लिए किसी श्रद्धा की या कर्मकाण्ड की आवश्यकता नहीं, बस करना भर जरूरी है। यह ऐसे ही है जैसे बुखार में 'क्रोसिन'। क्या क्रोसिन तभी असर दिखाएगी, जब हमारा उसमें अटूट विश्वास होगा? नहीं, आप बुखार में इसे बिना श्रद्धा के खाएं या बिना इच्छा के, भले ही आप इसे नफरत भरे मन से ही क्यों न खाएं, यह काम फिर भी करेगी, यही विज्ञान है और योग भी वही विज्ञान है जिसे किया जाए तो लाभ होगा ही, भले ही आपकी इसमें श्रद्धा हो, न हो। यह बात अलग है कि किसी काम को यदि पूरे मन व स्वीकार भाव के साथ किया जाए तो वह शीघ्र और दोगुना फल देता है। बहरहाल यह कहना काफी है कि योग सबके लिए है और सबसे सही है।

योग का सबसे बड़ा फायदा यह है कि यदि इसे ठीक ढंग से किया जाए तो इससे कोई नुकसान नहीं होता, यह पूर्ण रूप से प्राकृतिक है। इसे वैज्ञानिक चिकित्सकों ने लाखों लोगों के रोगों पर शोध करके पूर्ण रूप से स्वीकारा है तथा पाया है कि यह असाध्य एवं जटिल रोगों में भी कारगर है। सच तो यह है कि योग केवल रोगों को दूर करने की ही विधि या प्रक्रिया नहीं है, बल्कि यह शरीर के समस्त रोगों को दूर कर मस्तिष्क को तनाव मुक्त करता है तथा आत्मा का ईश्वर से संबंध स्थापित करता है, जिसके जरिए शरीर और मन दिव्य ऊर्जा के घेरे में आता है और हमारा पूर्ण रूपांतरण होने लग जाता है।

यहां एक और बात समझ लेनी जरूरी है कि शरीर और मन कहने को दो अलग-अलग चीजें हैं। सच तो यह है कि ये दो होते हुए भी एक दूसरे से जुड़े हैं, दोनों एक दूसरे को प्रभावित करते हैं। यदि हम गहराई से चिंतन करें तो हम अनुभव करेंगे कि हम शरीर और मन के अलावा भी कुछ हैं। कुछ तो है जो हमारे शरीर और मन को नियंत्रित करता है, फिर उसे हम शक्ति कहें या चेतना या फिर आत्मा। योग शरीर और मन दोनों के साथ-साथ हमारी आत्मा को भी स्वस्थ रखता है। देखा जाए तो हमारा शरीर व मन रोगों से घिरता ही तब है, जब इनका

संबंध आत्मा से कमजोर होने लग जाता है। योग, मन और शरीर का अंतर्रात्मा से संबंध बनाने व बनाए रखने में हमारी मदद करता है। योग मनुष्य को शरीर, मन और आत्मा तीनों के स्तर पर स्वस्थ और समृद्ध करता है। योग हमारी रोग प्रतिरोधक क्षमता बढ़ाता है तथा हमें सकारात्मक ऊर्जा प्रदान करता है। इसलिए योग एक संपूर्ण पद्धति है।

गीता में लिखा है कि 'योग स्वयं की स्वयं के माध्यम से स्वयं तक पहुंचने की यात्रा है।'

योग शब्द को भाष्यकारों ने 'वियोग', 'उद्योग' और 'संयोग' के अर्थों में भी लिया है। कुछ कहते हैं कि योग आत्मा और प्रकृति के वियोग का नाम है। कुछ कहते हैं कि यह एक विशेष उद्योग अथवा यत्न का नाम है, जिसकी सहायता से आत्मा अपने आपको उन्नति के शिखर पर ले जाती है। कुछ कहते हैं कि योग ईश्वर और जीव के संयोग का नाम है। सच तो यह है कि योग में ये तीनों अंग सम्मिलित हैं। अन्तिम उद्देश्य संयोग है, उसके लिए उद्योग की आवश्यकता है और इस उद्योग का स्वरूप ही यह है कि प्रकृति से वियोग किया जाए। योग की प्रयोगशाला हमारी अपनी देह है, देह में मन, बुद्धि, चित्त, अहंकार, ये साधन चतुष्टय यन्त्र रूप हैं। यदि हमें आत्मा में विश्वास है तो हमें आत्मा का अनुभव साक्षात् करना व साक्षात् होना चाहिए, अन्यथा आत्मा में विश्वास नहीं करना चाहिए। साथ ही योग में प्रविष्ट होने के लिए आवश्यक है कि देह शुद्ध और स्वस्थ हो, भोजन शुद्ध व सात्त्विक हो।

योग एक मार्ग अनेक

योग शब्द सुनते ही अधिकतर लोगों के मन-मस्तिष्क में शारीरिक आसन, प्राणायाम इत्यादि आ जाते हैं। लोग सोचते हैं योग यानी योगासन। योगासन, योग का ही एक हिस्सा है पर यह योग को सही मायने में परिभाषित नहीं करता। योग का अर्थ है 'जोड़'। किन्हीं दो चीजों का मिलन, सन्धि। शरीर के विभिन्न आसनों के माध्यम से जब हम प्रकृति से जुड़ते हैं या अपने भीतर के अस्तित्व को बाहर के अस्तित्व से जोड़ते हैं तो उसे तथाकथित 'योगासन' कहते हैं। जब योग परमात्मा को, परम शांति को, परम आनंद को, परम शक्ति को, परम सत्य व सत्ता को पाने के लिए किया जाता है तो इसका अर्थ और गहरा तथा भिन्न हो जाता है।

हर मनुष्य एक दूसरे से भिन्न है। सबका स्वभाव व प्रकृति भी अलग-अलग है। यही कारण है कि सबके विचार, मार्ग, उद्देश्य, सिद्धांत व मान्यताएं आदि भी भिन्न हैं। कोई अंतर्मुखी है तो कोई बहिर्मुखी, कोई आस्तिक है तो कोई नास्तिक, कोई व्यावहारिक है तो कोई औपचारिक, किसी का दृष्टिकोण वैज्ञानिक है तो किसी का काल्पनिक, कोई आध्यात्मिक है तो कोई सांसारिक, इतनी भिन्नता के कारण ही आज धरती पर अनेक धर्म, वाद, भाषाएं, मान्यताएं, संस्कृति व परम्पराएं आदि हैं, पर इतनी भिन्नता के बावजूद भी सब में जो एक चीज सामान्य है वह है सुख-शांति की खोज, सुकून और आनंद की तलाश। फर्क यह है कि आस्तिक आदमी के मार्ग भावनाओं एवं संवेदनाओं से होते परमात्मा तक जाते हैं और नास्तिक आदमी के मार्ग तर्क एवं व्यावहारिकता से होते तथ्य तक पहुंचते हैं, पर दोनों ही परम तक पहुंचना चाहते हैं, फिर वह परम आत्मा हो या परम शांति, परम शक्ति हो या परम अस्तित्व, परम चैतन्य हो या परम मुक्त। उस परम को पाना सभी चाहते हैं।

शायद यही कारण है कि मानव की विभिन्न प्रकृतियों को ध्यान में रखकर ही उस 'परम' तक पहुंचने के कई मार्ग निर्मित किए गए हैं, जिन्हें विभिन्न योगों से जाना जाता है। साधना के ये विभिन्न योग मानव को उस 'परम' तक पहुंचाने में पूरी तरह से मदद करते हैं। ऊपरी दृष्टि से योग के ये मार्ग परस्पर भले ही भिन्न हैं, परंतु मंजिल सबकी एक ही है। प्रारंभ सबका अलग-अलग है, परंतु अंत एक ही है। फिर उसे मंत्र योग कहो या हठ योग, राज योग कहो या ज्ञान योग, भक्ति योग कहो या कर्म योग या फिर ध्यान योग। नाम और मार्ग ही भिन्न हैं, परिणाम सबका एक है। किस तरह व कितने भिन्न हैं आपस में ये योग, यह जानना जरूरी है, जो इस प्रकार है-

मंत्र योग

जप द्वारा चेतना को अंतर्मुखी करना ही मंत्र योग है। मंत्र के स्वरों में असीम शक्ति होती है। कुछ स्वर ऐसे हैं, जिनकी गति ध्वनि की गति से भी तेज है। ऐसी ध्वनियां मनुष्य की ज्ञान शक्ति से परे हैं। मंत्र जाप के माध्यम से साधक अपने संकल्प एवं इच्छानुसार अपने इष्ट देवता या उसकी शक्ति को प्राप्त करने की कोशिश करता है। इसमें मंत्रों का उच्चारण, आसन, मुद्रा, समय, अवधि, जाप संख्या एवं उसकी नियमितता अहम भूमिका रखती है। जिसे बोलकर या मौन रहकर भी जपा जा सकता है। मंत्रों को रुद्राक्ष की माला के साथ शैव तथा तुलसी की माला के साथ वैष्णव प्रयुक्त करते हैं। मंत्र माला के बिना भी अभ्यास में लाए जा सकते हैं।

हठ योग

हठ का शाब्दिक अर्थ है 'संकल्प शक्ति' या किसी को करने की या किसी पदार्थ को पाने की अदम्य इच्छा, फिर चाहे वह कितना ही असाधारण क्यों न हो। हठ योग में साधक मन को शांत करने के लिए शरीर को क्रियाकलापों तथा विभिन्न प्रकार के तप-त्याग, संयम-व्रत, मौन-उपवास आदि के द्वारा नियंत्रित करता है।

इसका उद्देश्य शरीर को सुदृढ़ व सुयोग्य बनाना है ताकि शरीर कठिनतम से कठिनतम हालातों को सहन कर सके और शारीरिक व्याधियों से मुक्त हो सके। हठ योगी का साधक मानता है कि वह अपने शरीर को जितना विभिन्न यातनाओं, कष्टों एवं व्रतों आदि से मजबूत बनाएगा, उतना ही वह अधिक ऊर्जावान और शक्तिशाली बनेगा। इतना ही नहीं, उनकी इस तपस्या से खुश होकर उनको उनके इष्ट देवता मनचाहा आशीर्वाद देंगे।

राज योग

आत्मा ही परमात्मा का अंश है। यह कभी नहीं मरती, न ही पैदा होती है, ऐसा मानकर या अनभुव में लेकर जो साधक स्वयं को जानने यानी 'मैं कौन हूं, कहां से आया हूं, कहां जाऊंगा' में लगता है तथा शरीर में रह रही आत्मा को परमात्मा से जोड़ने के अभ्यास में लगता है 'राज योग' कहलाता है। आंतरिक एवं वैज्ञानिक तथा व्यावहारिक दृष्टिकोण रखने वालों के लिए यह सबसे उत्तम साधन है। आत्मा का परमात्मा में मिल जाना ही इस मार्ग का उद्देश्य है। यह मन को साधने और उसकी अलौकिक शक्तियों से संबंध रखता है। इस योग के माध्यम से आत्म ज्योति का अनुभव किया जा सकता है।

सच तो यह है, बचपन से ही हमारे मन ने बाहर की वस्तुओं को देखा व जाना है। अंतर्जगत की गतिविधियों व विज्ञान से हम अपरिचित रह जाते हैं, इसलिए हम उसके निरीक्षण की शक्ति खो बैठे हैं। राज योग में साधक अपने मन को अंतर्मुखी करता है। उसकी बहिर्मुखी गति को रोकता है तथा उसकी समस्त शक्तियों को केंद्रीभूत कर, अपने मन पर उसका प्रयोग करता है ताकि अपना स्वभाव समझ सके और फिर योग से, उस परम से जुड़ सके।

ज्ञान योग

आध्यात्मिक मुक्ति के लिए या यूं कहें परम शक्ति, परम सत्ता, परम सत्य या परम तत्त्व को जानने के लिए विवेकपूर्ण बुद्धि के उपयोग पर बल देना तथा उसके तर्कसंगत निर्णय से ही किसी निष्कर्ष पर पहुंचना 'ज्ञान योग' कहलाता है। देखा जाए तो यह योग का बौद्धिक और दार्शनिक पक्ष है। इसका साधक किसी बात को मानने पर नहीं, जानने पर बल देता है। वह स्वयं के अनुभव एवं ज्ञान को सत्य मानता है। ज्ञानी का ज्ञान दो प्रकार का होता है- एक, हर ऐसी वस्तु से विचार हटाना और उसको अस्वीकार करना जो हम 'नहीं हैं' और दूसरा, केवल उसी पर दृढ़ रहना जो कि वास्तव में 'हम हैं', और वह है-केवल एक सच्चिदानन्द परमात्मा। ज्ञान योग, संसार को छोड़ने या त्यागने का मार्ग नहीं, बल्कि संसार में रहकर संसार से निर्लिप्त रहने का मार्ग है। ज्ञान योग, सभी तरह के नाम-रूपों, नियमों और शास्त्रों आदि से परे होना व उनसे छुटकारा पाना है।

भक्ति योग

भक्ति योग यानी अपने से भिन्न परमात्मा के अस्तित्व को मानकर उसकी पूजा-अर्चना करना। न केवल यह मानना कि भगवान बाहर है, बल्कि एक मात्र

वही सर्वगुण संपन्न श्रेष्ठ व सर्वशक्तिशाली है। यह सारा संसार, प्रकृति, ब्रह्मांड आदि उसी के कारण चल रही है, उस पर स्वयं को समर्पित कर देना। प्रेम, श्रद्धा, समर्पण एवं पूर्ण एकाग्रता के साथ उसकी उपासना में लगे रहना ही भक्ति योग है। भावना प्रधान एवं संवेदनशील व्यक्तियों के लिए सर्वाधिक अनुकूल योग व मार्ग है। भक्ति योग में साधक श्रवण, कीर्तन, स्मरण, पाद सेवन, अर्जुन, वंदन, दास्य, सख्य तथा आत्मनिवेदन, इन नौ ढंगों से अपने इष्ट को रिझाता व उसकी कृपा को प्राप्त करता है। देखा जाए तो भक्ति योग उच्चतम प्रेम का विज्ञान है। इसमें साधक जीवन की हर तकलीफ को भगवान का नाम लेकर उस पर छोड़ देता है तथा अटूट विश्वास रखता है कि यदि यह तकलीफ उसने दी है, तो इन तकलीफों से बाहर भी वही निकालेगा।

कर्म योग

जीवन में अपने हर कार्य, जिम्मेदारी एवं कर्त्तव्य को पूरी ईमानदारी के साथ यह सोचकर करना कि कर्म ही जीवन है, कर्म ही पूजा है और कर्म ही प्रसाद। कर्म से सर्वोच्च कुछ भी नहीं है। हम जैसे कर्म करते हैं वैसा ही फल पाते हैं, यही 'कर्म योग' है। कर्मयोगी हर कार्य को उसी का आदेश समझकर करता है तथा वह जो भी करता है अपने कर्ता भाव को उसी के चरणों में समर्पित करता है। वह मानता है कि जीवन अपने प्रत्येक रूप में कर्म के अतिरिक्त कुछ और नहीं है। कर्म के बिना इस शरीर की यात्रा भी नहीं हो सकती। अपनी कर्मठता के द्वारा साधक जगत के साथ तादात्मय स्थापित करके अपने असली-स्वरूप को ढूंढ लेता है।

देखा जाए तो कर्म योग इस बात का प्रतीक है कि हमें किसी भाग्य या चमत्कार के भरोसे नहीं बैठना चाहिए, हमें अपने कर्म पर अपने भाग्य का निर्माण करना चाहिए। कर्म योग में साधक का कर्म ही उसकी पूजा-अर्चना होता है। उसकी नजर में कोई भी कार्य छोटा-बड़ा या अच्छा-बुरा नहीं होता, न ही वह कार्य के परिणामों में कोई भेद करता है। वह अपनी असफलताओं को भी गले इसलिए लगाता है, क्योंकि वह उनसे भी बहुत कुछ सीखता है।

ध्यान योग

अपने मन को किसी कार्य या उद्देश्य में इतना तल्लीन कर लेना कि मन भी न बचे, 'ध्यान योग' कहलाता है। अपने से अधिक शक्तिसंपन्न विचार में या प्रबल इच्छा में स्वयं को बिसरा देना, विलीन कर देना ध्यान है। गहरी और लगातार तल्लीनता से व्यक्ति धीरे-धीरे एक ऐसी स्थिति में पहुंच जाता है, जहां वह सब

कुछ भूल जाता है, यहां तक कि वह यह भी भूल जाता है कि वह शरीर है। यह तल्लीनता किसी सांसारिक लाभ के साथ-साथ, शक्ति संपन्नता, सिद्धि प्राप्ति या फिर अलौकिक शक्ति को पाने के लिए भी हो सकती है, परंतु जिसे हम विशेष तौर पर ध्यान कहते हैं, वह परमात्मा में मिल जाने की है, जो साधक को शरीराभ्यास से ऊपर ले जाता है।

जिसे कोई श्वासों पर ध्यान केंद्रित करके पाता है तो कोई चक्रों को जाग्रत करके। कोई भूमध्य पर प्रकाश को देखता है तो कोई अनहद नाद को सुनता है। कोई नाचकर पाता है तो कोई गाकर। कोई मौन को साधता है तो कोई मंत्रों को। विभिन्न विधियों से साधक स्वयं को केंद्रित कर, स्वयं को उसमें डुबोता है और ध्यान को उपलब्ध होता है।

योग : स्त्रियों के लिए

योग का वैज्ञानिक आधार

एक समय था, जब योग विद्या के बारे में बहुत-सी भ्रांतियां फैली हुई थीं और थोड़ी बहुत आज भी है। इसका कारण है योग विद्या के विज्ञान का सही-सही ज्ञान न होना। एक समय था, जब कुछ लोग कांच के ऊपर चलना, आग पर चलना, हाथ से जंजीर तोड़ देना, खुद को जमीन के अंदर दबा लेना, हाथ से राख भस्म करने, सोने की जंजीर व घड़ी आदि प्रकट कर योग को चमत्कार का नाम देकर अंधविश्वास फैलाते थे। ऐसा माना जाता था कि यह योग विद्या केवल साधु-संन्यासियों के लिए ही है। इस तरह योग के विषय में कई भ्रांतियां प्रचलित थीं।

पिछले कुछ एक दशक में विवेकानन्द, स्वामी कुवल्यानंद, स्वामी शिवानंद महर्षि योगी, आचार्य श्री रजनीश, गुरुकुल कांगड़ी विश्वविद्यालय के योग विभाग के विभागाध्यक्ष डॉ. ईश्वर भारद्वाज, मोरारजी देसाई योग संस्थान दिल्ली, बाबा रामदेव आदि के प्रयासों से योग विद्या का वैज्ञानिक स्वरूप लोगों के समक्ष प्रस्तुत हुआ तथा योग विद्या जन साधारण के लिए उपयोगी हो गयी।

योग विद्या के सही विज्ञान का अध्ययन इसलिए भी आवश्यक है कि कई लोगों के लिए योग का अर्थ कुछ आसनों तथा प्राणायाम तक ही सीमित है। सामान्यत: आज के युग को स्वास्थ्य व चिकित्सा और व्यायाम की पद्धति के रूप में समझा जाता है। अनुसंधानों से यह सिद्ध भी हो चुका है कि योग के द्वारा रोगोपचार संभव है, परंतु योग के द्वारा शरीर को स्वस्थ व निरोगी रखना यह योग का मर्यादित उपयोग हो सकता है, योग का पूर्ण उद्देश्य नहीं हो सकता। हां, योग को एक पूरक चिकित्सा पद्धति के रूप में जीवन शैली का अंग बनाया जा सकता है, क्योंकि हर चिकित्सा पद्धति का अपना महत्व व उपयोग है। योग का पूर्ण उद्देश्य तो परमात्मा प्राप्ति व दुःख मुक्ति ही है।

योग की वैज्ञानिक पद्धति

जनसमूह व साधकों के बीच योग के भिन्न-भिन्न व कई प्रकार के मार्ग व विधियां प्रचलित हैं, जैसे ज्ञान योग, कर्म योग, संन्यास योग, हठ योग, मंत्र योग, तंत्र योग, कुण्डलिनी योग, भक्ति योग, आदि। यह विचारणीय है कि योग की वैज्ञानिक पद्धति कौन-सी है। इस संबंध में योग की प्राचीन व प्रामाणिक पुस्तकें 'गोरक्षशतक' व 'शिव संहिता' में योग के जिन प्रकारों के वर्णन मिलते हैं, उन सभी में सबसे मुख्य 'राज योग' है, क्योंकि इसमें प्रत्येक प्रकार के योग के संबंधित तथ्य कहे गये हैं। 'राज योग' महर्षि पतंजलि द्वारा रचित 'अष्टांग योग' का ही दूसरा नाम है।

महर्षि पतंजलि को योग दर्शन का प्रवर्तक भी कहा जाता है। योग दर्शन का मूल ग्रंथ महर्षि पतंजलि द्वारा रचित 'पातंजल सूत्र' या 'योग सूत्र' है। अष्टांग योग दो शब्दों की संधि से बना है अष्ट+अंग, अर्थात्-ऐसा योग मार्ग जिसमें 8 अंग व चरण हों।

यम, नियम, आसन, प्राणायाम, प्रत्याहार, धारणा, ध्यान, समाधि ये योग के 8 चरण हैं, देखा जाये तो योग का यह सम्पूर्ण विज्ञान एक ही वाक्य में है। इन 8 अंगों का क्रमबद्ध व सूत्रबद्ध पालन ही योग का विज्ञान कहलाता है। ये 8 अंग परस्पर गहन संबंध रखते हैं। इनके क्रम को परिवर्तित नहीं किया जा सकता। जैसे सामान्य जन योग के तीसरे व चौथे अंग का ही बहुतायत में पालन कर रहे हैं और प्रथम व द्वितीय अंग (यम तथा नियम) का पालन नहीं करते हैं, साथ ही अन्य अंगों का पालन भी नहीं करते हैं। जबकि इन 8 अंगों का क्रमबद्ध पालन ही योग को एक जीवन इकाई व परिपूर्ण बनाता है।

1. यम

यह योग का प्रथम अंग है। 'यम' आसक्तियों व कुप्रवृत्तियों को नष्ट करने के लिए उपयुक्त है। मनुष्यों का अन्य प्राणियों के साथ व्यवहार कैसा है, यह उसके चित्त की शुद्धता पर निर्भर करता है। इसलिए सबसे पहले इस व्यावहारिक जीवन को यमों के द्वारा शुद्ध व दिव्य बनाना होता है। योग में यमों की संख्या 5 है-अहिंसा, सत्य, अस्तेय, ब्रह्मचर्य तथा अपरिग्रह। मनुष्य का मन चंचल है तथा क्षण-क्षण में बदलता रहता है। यम पालन का अर्थ है-'जीवन ऊर्जा को दिशा देना'। मनुष्य के पास ऊर्जा सीमित है। वृद्धावस्था आते-आते ऊर्जा कम होती चली जाएगी। योग विज्ञान नियमों के पालन के द्वारा मनुष्य की ऊर्जा को इकट्ठा करके एक शुभ दिशा में प्रविष्ट कराना चाहता है।

2. नियम

योग का दूसरा अंग व चरण 'नियम' है। सदाचार के पालन की दिशा में 5 प्रकार के नियम बताये गये हैं- शौच, संतोष, तप, स्वाध्याय एवं ईश्वर प्राणिधान। नियमों का संबंध केवल अपने व्यक्तित्व व अन्तकरण के साथ होता है। इसके पालन से व्यक्ति में दिव्यता व शुद्धि और पवित्रता का जन्म होता है। नियम का अर्थ है 'ऐसा जीवन, जो अव्यवस्थित न हो, जिसमें सुनिश्चित अनुशासन हो।'

3. आसन

योग का तीसरा चरण है 'आसन'। आज समाज में योग के इस अंग से सभी परिचित हैं। सामान्य जन शरीर की कुछ विशेष स्थिति व आकृति को आसन समझते हैं, जबकि पतंजलि ने किसी भी ऐसे आसन का वर्णन नहीं किया है, जिनका प्रचलन आज सर्वविदित है। पतंजलि आसन को परिभाषित करते हुए कहते हैं- 'स्थिर सुखमासनम' अर्थात् जो स्थिर व सुखदायी हो, वह आसन है। शरीर की एक ऐसी स्थिति जिसमें स्थिर व सुखदायी ठहरा जा सके, वह आसन कहलाती है। आसन का यह अनुभव वही ले सकता है, जिसने योग के पहले दो अंग यम-नियम का पालन किया हो। जिसने संयम व नियमितता का जीवन जिया हो। शास्त्रों में आसनों के विषय में कहा गया है कि आसनों का अभ्यास एक वैज्ञानिक पद्धति है। प्रयोगों से आज यह बात सिद्ध हो चुकी है कि आसनों का शरीर पर सकारात्मक प्रभाव पड़ता है।

कई वैज्ञानिकों ने शरीर की भिन्न-भिन्न स्थिति पर प्रयोग किये तथा यह जानने का प्रयास किया कि शरीर की खड़ी, बैठी हुई, सीधी लेटी हुई व उलटी लेटी हुई स्थिति में व्यक्ति के चित्त में परिवर्तन होते हैं। उनकी चंचलता किसी स्थिति में अधिक थी और किसी स्थिति में कम थी। खड़ी स्थिति में चंचलता सर्वाधिक थी। वैज्ञानिकों ने पाया कि ग्रेविटेशन का हमारे शरीर पर प्रभाव पड़ता है। पिरामिड पर शोध करते हुए पाया गया कि पिरामिड अपनी विशेष प्रकार की आकृति के कारण एक विशेष ऊर्जा से युक्त हैं, जैसे एक मंदिर की आकृति है नीचे से चौड़ी व ऊपर से संकरी। इसी प्रकार योग में भी ध्यान के जो आसन प्रयोग किए जाते हैं-सुखासन, पद्मासन, सिद्धासन आदि भी पिरामिड व मंदिर की तरह नीचे चौड़े व ऊपर की ओर संकरे हैं। वैज्ञानिकों ने पाया कि शरीर की इन स्थितियों में मन शीघ्रता से शान्त हो जाता है और गुरुत्वाकर्षण का प्रभाव शरीर पर ज्यादा नहीं होता।

4. प्राणायाम

योग की वैज्ञानिक प्रक्रिया का चतुर्थ अंग है 'प्राणायाम'। आसन के द्वारा जब हमारा शरीर एक सुखी व शांत अवस्था में आ जाए इस समय में श्वास को नियमित व नियंत्रित किया जा सकता है। मानसिक व आध्यात्मिक उन्नति के साथ शारीरिक उन्नति के लिए भी प्राणायाम एक विशेष महत्व रखता है। सामान्य अर्थों में श्वास के नियंत्रण को प्राणायाम कहा गया है। प्राणायाम शब्द दो शब्दों 'प्राण' यह हमारी जीवनी शक्ति है और 'आयाम' शब्द का अर्थ प्राणगति का विस्तार तथा ऐच्छिक नियंत्रण है।

प्राणों के चलायमान होने पर चित्त भी चलायमान हो जाता है और प्राणों के निश्चल होने पर मन भी स्वतः निश्चल तथा स्थाणु हो जाता है। अतः योगी को श्वास पर नियंत्रण करना चाहिए।

इस प्रकार कह सकते हैं कि श्वास का चित्त की स्थितियों पर प्रभाव पड़ता है। प्रयोगों और अनुभवों में देखा जाए तो जैसे–क्रोध में, कामवासना में, भय में, उद्विग्नता आदि मनोभाव में श्वास की गति अस्थिर व भिन्न-भिन्न होती है। प्रेम में, करुणा में, मैत्री में, भावुकता आदि मन की वृत्तियों में श्वास की गति भिन्न होती है। मन की भाव दशा और श्वास प्रक्रिया के बीच एक गहन संबंध है। मन की भाव दशा बदलने से श्वास की गति तत्काल परिवर्तित व प्रभावित हो जाती है। जब मन की भिन्न दशाओं में श्वास की गति अव्यवस्थित हो सकती है, तो क्या यह संभव नहीं है कि यदि श्वासों पर नियंत्रण कर लिया जाये तो मन व उसकी वृत्तियों को नियंत्रित किया जा सकता है। यह घटना संभव है श्वास नियंत्रण से। इसी कारण योग प्राणायाम को एक महत्त्वपूर्ण अंग मानता है।

5. प्रत्याहार

'प्रत्याहार' योग का पांचवां अंग हैं। प्रत्याहार दो शब्दों से मिलकर बना है, प्रत्य+आहार। प्रत्य का अर्थ इन्द्रियों से है व आहार का अर्थ इन्द्रियों के भोगे जाने वाले विषयों से है। योग सूत्र में प्रत्याहार की परिभाषा देते हुए कहा गया है कि इन्द्रियों की बाह्य वृत्तियों को सब ओर से समेट कर मन में विलीन करने के अभ्यास का नाम प्रत्याहार है। इन्द्रियों को विषयों की ओर न जाने देना ही प्रत्याहार है। हमारी इन्द्रियों की ऊर्जा बाहर की तरफ गति करती रहती है। बाहर जाती ऊर्जा को अंदर की ओर मोड़ना, गति देना ही प्रत्याहार है। प्रत्याहार का अर्थ है– 'अब हमारी इन्द्रियां संसार में भाग नहीं रही हैं, भटक नहीं रही हैं, अब अंदर अपने केंद्र की ओर लौट रही हैं।' प्रत्याहार से इन्द्रियां वश में होती हैं।

6. धारणा

प्रत्याहार के द्वारा जब इन्द्रियां अंतर्मुखी हो जाती हैं, तो उसके बाद योग का छठा चरण 'धारणा' आता है। चित्त का किसी स्थान विशेष, जैसे- नाभि, नासिकाग्र, भ्रकुटी, ब्रह्मरन्ध, चन्द्र, तारे, वृक्ष, मोमबत्ती की लौ आदि पर स्थिर करना धारणा है। किसी एक बिंदु पर एकाग्र होना धारणा है। सारे मंदिर, धारणा के अभ्यास के लिए निर्मित किये गये। यदि हम किसी विषय पर ध्यान कर रहे हैं, तो वह धारणा है। दूसरे शब्दों में कहें तो धारणा का अर्थ है 'धारण करने की क्षमता'।

मन का एकाग्र होना एक बहुत कठिन बात है। हमारे भीतर असंख्य विचार हमेशा गतिमान रहते हैं। यदि हम मन को एकाग्र करने बैठें तो मन निर्विचार नहीं होता है। तब मन को एकाग्र करने के लिए योग में धारणा का अभ्यास बताया गया है। किसी एक ही विचार के साथ लंबे समय तक स्थिर रहना, एक विचार को लंबे समय तक धारण किये रखना 'धारणा' है।

7. ध्यान

ध्यान योग का सातवां चरण है। ध्यान है अनावश्यक कल्पना व विचारों को मन से हटाकर शुद्ध व निर्मल मौन में चले जाना। योग सूत्र में ध्यान को परिभाषित करते हुए कहा गया है कि 'धारणा में चित्त जिस वस्तु में लगता है, वह वृत्ति इस प्रकार समान प्रवाह से लगातार बहती रहे कि दूसरी कोई और वृत्ति बीच में न आये, तब उसको ध्यान कहते हैं।' एक बिंदु पर की गयी धारणा जब सतत प्रवाह में बहने लगती है, तो ध्यान कहलाती है। धारणा में हम जिस बिंदु पर एकाग्र हैं ध्यान में वह बिंदु भी छूट जाता है। अधिकांश लोग समझते हैं कि ध्यान की कोई विधि होती है, विधि तो धारणा की हो सकती है। ध्यान है विचारों व क्रियाओं से मुक्त होना। जैसे-जैसे ध्यान गहन होता है, व्यक्ति साक्षी भाव में स्थिर होने लगता है। ध्यान में इन्द्रियां मन के साथ विलीन होने लगती हैं, मन बुद्धि के साथ होने लगता है और बुद्धि आत्मा में लीन होने लगती है।

ध्यान का विज्ञान- आज वैज्ञानिक खोजों व अनुसंधानों से ज्ञात हो चुका है कि ध्यान मनुष्य को स्वास्थ्य प्रदान करता है। हम सामान्यत: यह सोचते हैं कि बीमारी का संबंध शरीर से होता है तथा बीमारी शरीर में आती है। मनोवैज्ञानिकों का कहना है कि बीमारी शरीर में ही नहीं, मन में भी उत्पन्न होती है। मनोवैज्ञानिकों का कथन है कि मनुष्य मन भी है और शरीर भी है। आचार्य रजनीश इस संबंध में कहते हैं कि 'आत्मा का जो हिस्सा हमारी इन्द्रियों की पकड़ में आ जाता है, उसका नाम शरीर है तथा आत्मा का जो हिस्सा हमारी इन्द्रियों की पकड़ के बाहर

रह जाता है, उसका नाम आत्मा है। अदृश्य शरीर का नाम आत्मा है तथा दृश्य आत्मा का नाम शरीर है। ये दो चीजें नहीं हैं, ये दो अस्तित्व नहीं हैं, बल्कि एक ही अस्तित्व की दो भिन्न तरंग अवस्थायें हैं।'

इस प्रकार समझा जा सकता है कि यदि शरीर में अगर कोई बीमारी है तो उसका प्रभाव अंतस में भी पड़ता है और अंतस में कुछ घटित हो तो उसका प्रभाव बाहर शरीर पर पड़ेगा। जिस प्रकार यदि किसी बड़े तालाब में पत्थर फेंकने से उसमें जो तरंग व कंपन पैदा होंगे, वे तरंग व कंपन तालाब के अंतिम छोर तक पहुंच जाएंगे और कभी-कभी ये कंपन वापस वहीं लौट आयेंगे, जहां कंपन का केंद्र था। उसी प्रकार यदि मनुष्य के शरीर में कुछ घटित हो तो उसका प्रभाव अन्तकरण, आत्मा व मन तक भी पहुंच जाएगा और यदि मन व आत्मा में कोई परिवर्तन हो तो उसका प्रभाव शरीर में भी होगा। शरीर में जो व्याधि है, उसकी चिकित्सा तो दवाइयों से की जा सकती है, लेकिन दवाइयों से अन्तकरण की चिकित्सा तो नहीं की जा सकती। प्राकृतिक चिकित्सा के 10 मूलभूत सिद्धांतों में से एक सिद्धांत है कि कोई भी चिकित्सा आत्मा, मन व शरीर तीनों के लिए होनी चाहिए। तब प्रश्न यह उठता है कि आत्मा व मन की चिकित्सा किसके द्वारा की जाये? इनकी चिकित्सा की औषधि है 'ध्यान'। तो कहा जा सकता है कि यदि मनुष्य को पूर्ण स्वास्थ्य प्राप्त करना है, तो औषधि के साथ-साथ ध्यान भी परम आवश्यक है।

8. समाधि

समाधि योग का आठवां व अंतिम अंग है। जब योगी को अपने ध्येय विषय व स्वयं का कुछ भी ज्ञान नहीं रहता, तब यह स्थिति 'समाधि' कहलाती है। दूसरे शब्दों में कहें तो जब ध्यान का अनुभव इतना गहरा हो जाता है कि अपने होने का अनुभव शून्य जैसा हो जाता है तो वह अवस्था समाधि कहलाती है। समाधि ऐसी स्थिति है, जहां सारी व्याधियों का समाधान हो जाता है। समाधि पूर्ण स्वास्थ्य है।

मस्तिष्क का एक भाग भावनाओं से युक्त होता है व दूसरा भाग बुद्धि व विचारों से युक्त। जब किसी कारण से दोनों के बीच असन्तुलन उत्पन्न हो जाता है, तब हमारे विचार तथा भावनाओं में सामंजस्य उत्पन्न नहीं होता। इस तरह मस्तिष्क की क्रिया में असन्तुलन होने से उलझन व कष्ट पैदा होते हैं, समाधि की स्थिति में इन सबका उपाय हो जाता है और दिव्य शक्ति व ज्ञान की प्राप्ति भी होती है।

वैज्ञानिकता के पक्ष में नई खोजें व प्रमाण-योग-शास्त्र को आध्यात्मिक शास्त्र होने के साथ-साथ मनोविज्ञान का शास्त्र भी कहा जा सकता है, क्योंकि योग शास्त्र का प्रारंभ ही चित्त वृत्तियों के शुद्धिकरण से होता है।

भारतीय दार्शनिक चिन्तन में तो इस दिशा में प्रारम्भ से ही खोजें होती रही

हैं। पाश्चात्य मनोविज्ञान भी अब इस दिशा में प्रयासरत हैं। पाश्चात्य मनोवैज्ञानिकों द्वारा अभी तक केवल चेतन व अचेतन मन का ही अध्ययन किया जाता रहा है। उनके द्वारा मन की इससे गहन परत 'सुपर चेतन' का अध्ययन किया जाना अभी शेष है। योग एक ऐसा विज्ञान है, जो अहंकार की मूल समस्या का समाधान करके एक उच्च ऊर्जा में विलय कर सकता है। इस उच्च ऊर्जा को कुछ और नहीं सुपर चेतन कहा गया है। सुपर चेतन को ईश्वर के समतुल्य माना जा सकता है। भारतीय दर्शनों में अयंआत्मा, ब्रह्मा, प्रज्ञानम् ब्रह्मा, चिदानन्दोअहम, तत्त्वमसि आदि सूत्रों में जिस सत्ता को परमात्मा माना गया है, उसी को विज्ञान की भाषा में 'सुपर चेतन' कहते हैं।

प्राचीन काल के ये आध्यात्मिक निष्कर्ष आधुनिक विज्ञान के प्रयोगों की कसौटी पर भी सर्वथा सत्य प्रमाणित हो रहे हैं। आध्यात्मिक सत्यों की वैज्ञानिक प्रामाणिकता के आधार पर यह कहने में कोई अतिशयोक्ति नहीं होगी कि योग एक सर्वांगीण विज्ञान है। यह वर्तमान विज्ञान से नि:संदेह उच्च स्तरीय एवं उन्नत तो है साथ ही इसका सार्थक अनुशीलन निश्चितरूपेण भारत को पुनः विश्वगुरु बनाने में सहायक होगा।

योग का महत्व और लाभ

हमारे यहां व्यायाम के नाम पर आज भी दण्ड बैठक लगाने का रिवाज है। दण्ड बैठक बलवर्धक भले ही हों, लेकिन वैज्ञानिक दृष्टि से स्वास्थ्यवर्धक नहीं है, यह शारीरिक स्वास्थ्य के लिए हानिकारक भी हो सकते हैं, क्योंकि इनमें गर्दन, छाती, भुजाओं तथा जांघों पर अतिरिक्त दबाव पड़ता है। दबाव के कारण इन स्थानों पर इतना अधिक रक्त संचरण होने लगता है कि मांस पेशियों के बारीक-बारीक तंतु रक्त की अधिकता के कारण फट भी सकते हैं। इसी कारण कसरती व्यक्ति की भुजा, छाती और जांघों की पेशियां उभर कर सख्त हो जाती हैं। स्वास्थ्य की दृष्टि से पेशियों के अंदर लचक होनी चहिए ताकि वे अपना काम सुचारु रूप से कर सकें। सख्ती से तो कुछ समय बाद पेशियों की क्रियाशीलता ही समाप्त हो जाती है। इसके अतिरिक्त इन व्यायामों से दिल-फेफड़ों पर भी बहुत अधिक जोर पड़ता है तथा दिल की धड़कन बहुत अधिक तेज हो जाती है। श्वास-प्रश्वास बहुत तेजी से होने लगता है।

कहना न होगा कि इन व्यायामों से शरीर की जो स्थायी क्षति होती है, वह जीवन में फिर कभी पूरी नहीं होती।

आपने कलाबाजी करने वाले नटों को देखा होगा, वे उल्टे टंग जाते हैं, उल्टे खड़े होकर हाथों के बल चलते हैं, तो कहीं टांग मोड़ कर बिच्छू की तरह चलते हैं, कहीं मोर की चाल दिखाते हैं तो कहीं ऊंट की। इन लोगों के शरीर का सन्तुलन बड़े गजब का होता है। सिर पर दो-दो चार-चार घड़े रखकर ये एक पैर पर खड़े बांस पर खड़े हो जाते हैं, तो कहीं ये रस्सी पर दौड़ते हैं। गजब यह कि इनका शरीर रबड़ की तरह लचीला व सधा हुआ होता है। नटों के ये करतब आजकल प्राय: सरकस में दिखाये जाते हैं। ये कलाबाज लोग न तो दण्ड बैठक ही करते हैं और न ही कुश्ती लड़ते हैं। इनके शरीर में कभी आपने मोटापा या उभरी हुई मांसपेशियां नहीं देखी होंगी, अपितु इनका बदन सुडौल, सधा हुआ होता है। ये

हमेशा स्वस्थ और निरोग रहते हैं। यूं तो इनके अभ्यास को योगासनों की संज्ञा तो नहीं दी जा सकती, किन्तु सिद्धान्त योगासनों का ही होता है अर्थात् खिंचाव के व्यायाम द्वारा पेशियों में लचक पैदा करना और जैसा कि प्राय: योगासनों में होता है, ये लोग भी रीढ़ की हड्डी का व्यायाम अधिक करते हैं।

चूंकि कलाबाजी ही इनका पेशा होता है, इसलिए बचपन से ही इन्हें कलाबाजी का अभ्यास कराया जाता है और जवान होने तक नट शरीर के पेशी संचालन का मालिक बन जाता है। योगासनों में भी भिन्न-भिन्न अंगों और अवयवों की पेशियों अथवा स्नायुओं पर कोई एक-आध घंटे का अभ्यास नहीं होता, अपितु प्रत्येक आसन चन्द मिनटों में ही किया जाता है। इस प्रकार के खिंचाव से पहले अंग विशेष की पेशियों की रक्तवाहिनियों में खून कम होता है और खिंचाव हट जाने पर वहां अधिक रक्त आता है, जिससे अमुक स्थान या अंग को अच्छा पोषण मिलता है।

इस प्रकार प्रतिदिन आसन अभ्यास से शरीर की स्नायु और पेशियां लचीली बनती जाती हैं, जिससे उनकी क्रियाशीलता सचेत बनी रहती है, रक्त प्रवाह शुद्ध और स्वच्छ बना रहता है। इसके अतिरिक्त चूंकि आसनों द्वारा रीढ़ की हड्डी का अच्छा व्यायाम होता है और मेरुदंड से अनैच्छिक स्नायु भी कम निकलते हैं, इसलिए अनैच्छिक पेशियों और अनैच्छिक स्नायुओं का भी व्यायाम हो जाता है, जबकि संसार के किसी भी दूसरे व्यायाम में अनैच्छिक पेशियों और स्नायुओं के हरकत करने की कोई भी विधि नहीं है।

जहां तक आसनों का संबंध है, ये लगभग 40-50 वर्षों से ही अधिक प्रचार में आये हैं। इससे पूर्व तो योगाभ्यासी लोग इन्हें योग की क्रिया मानकर सर्वसाधारण से गुप्त ही रखते थे, किन्तु अब कुछ उदारचेता योगाभ्यासियों ने जनसाधारण में भी इनका प्रचार बढ़ाया है। आसन योग का तीसरा अंग है और समष्टि रूप से आसनों को 'हठ योग' की संज्ञा दी जाती है। योगसाधना के लिए शरीर का शुद्ध और स्वच्छ होना आवश्यक है। यदि शरीर गंदा और अस्वस्थ होगा तो उसमें मन और बुद्धि-शुद्ध रूप में नहीं रह सकती। शारीरिक आरोग्य और शुद्धि वस्तुत: योगसाधना के लिए पहली सीढ़ी है। इसलिए हमारे पूर्वजों ने आसनों का आविष्कार भारी बुद्धिमता और वैज्ञानिकता से किया है। शरीर और स्वास्थ्य संबंधी तथ्यों को ध्यान में रखकर आसन विधि की रचना में हमारे पूर्वजों ने भारी दूरदर्शिता और सूक्ष्म बुद्धि का परिचय दिया है।

वास्तव में अतिरिक्त चिंता, भावुकता, समस्याओं पर अधिक सोच-विचार और परेशानियां हमारे स्नायु तंत्र को कमजोर बना देती हैं और इस कमजोरी के कारण ही वे तनाव के शिकार होते हैं। इतना ही नहीं, इस स्नायुविक दुर्बलता का असर हमारे शरीर के मुख्य अंगों को भी विकृत बना देता है। मधुमेह (डायबिटीज),

उच्च रक्तचाप, हृदय के रोग, गठिया, अनिद्रा आदि सब स्नायुविक दुर्बलता से पैदा होने वाले विकार हैं।

स्नायु दुर्बलता का एकमात्र इलाज है स्नायुओं को आराम देना अथवा ढीला छोड़ना, जिसे अंग्रेजी में 'रिलैक्सेशन' कहते हैं। 'रिलैक्सेशन' अथवा स्नायु-विश्राम का कार्य योगासनों के व्यायाम से अनायास ही पूरा हो जाता है, क्योंकि प्रत्येक आसन मुद्रा में मांसपेशियों और स्नायुओं पर खिंचाव पड़ता है और उसी के जोड़े की दूसरी मुद्रा से पेशियां और स्नायु ढीले पड़ जाते हैं और विश्राम पाते हैं। अतएव आसन व्यायाम से स्वभावतया विश्राम पाकर स्नायुमंडल सशक्त बनता है, शरीर का तनाव समाप्त हो जाता है, साथ ही तनाव से उत्पन्न होने वाले दूसरे गंभीर विकार भी ठीक होते हैं। योगासनों के लिए कोई उम्र की बंदिश नहीं होती। आप चाहें जिस उम्र से गुजर रहे हों, आसनों का अभ्यास प्रारम्भ कर सकते हैं। यों 12-13 वर्ष तक की उम्र के बच्चों को आसनों की अथवा किसी दूसरे व्यायाम की आवश्यकता नहीं होती। इस उम्र तक बच्चा भाग-दौड़ और खेलकूद से अपना व्यायाम पूरा कर लेता है, लेकिन इसके बाद की अवस्था अर्थात् किशोरावस्था से उसकी ये शारीरिक हलचलें कम होने लगती हैं। दरअसल इसी उम्र से उसको आसनों का अभ्यास करना आरम्भ कर देना चाहिए। इस उम्र में शारीरिक धातुओं के मुलायम होने के कारण बालक बहुत जल्दी आसन सिद्ध कर लेता है, लेकिन उसके बाद युवावस्था में कोई दिक्कत नहीं आती।

हां, प्रौढ़ावस्था के लोगों को शुरू-शुरू में कुछ मामूली अड़चनें मालूम होंगी, वह सिर्फ इतनी ही कि किसी भी आसन को वे एक या दो दिन में ही सिद्ध नहीं कर सकेंगे। जैसे पश्चिमोत्तासन में टांगों को फैला कर पैर के अंगूठे को छूना होता है और फिर धीरे-धीरे कमर को झुका कर सिर को घुटनों तक लाना होता है। हालांकि शुरू-शुरू में आप कमर को ज्यादा झुका नहीं सकेंगे। कदाचित आपको यह भी महसूस होगा कि आप इस आसन को न कर सकेंगे, लेकिन कुछ ही समय के अभ्यास से वह आपको सिद्ध हो जाएगा। इस बात को हमेशा ध्यान में रखिये कि अभ्यास व्यक्ति को पूर्णता प्रदान करता है।

इन्सान ने बहुत-सी बातें पशु-पक्षियों और कीट-पतंगों से सीखी हैं और आसन भी इसका अपवाद नहीं है। अनेक आसन पशु-पक्षियों से लिए गये हैं। पशु भी आसन करते हैं, इस पर आपने शायद कभी गौर नहीं किया होगा, लेकिन यदि ध्यान से देखें तो आपके घर की बिल्ली कमर को दोहरी करके जब अंगड़ाई लेती है, तो वह आसन ही करती है। इसी तरह आपके मोहल्ले या घर का कुत्ता अगले और पिछले पैरों को फैला कर जिस तरह धड़ आगे और फिर पीछे खींचता है, यह उसका आसन व्यायाम ही तो है। इसी तरह बन्दर, रीछ, शेर आदि सभी

आसन करते हैं। कदाचित इसलिए उनके शरीर में मनुष्य की अपेक्षा अधिक फुर्ती और लचीलापन होता है।

बारीकी से देखिये तो मनुष्य में भी आसन करने की स्वाभाविक प्रवृत्ति होती है, लेकिन हम उसे न पहचानें तो बात दूसरी है। अधिक समय बैठने का काम करने पर, बहुत एकाग्रचित होकर कोई काम करने पर, शरीर में जब एक प्रकार की जड़ता या अकड़ाहट आ जाती है, तो हम अंगड़ाई लेकर ही तो उसे दूर करते हैं और जब हम अंगड़ाई ले चुकते हैं, तो पेशियों को ढीला छोड़ देते हैं। वस्तुतः यही क्रिया आसनों में भी होती है।

आसनों का वर्गीकरण

यूं तो प्रत्येक आसन हमारे लिए बहुत ही उपयोगी तथा स्वास्थवर्धक होता है, लेकिन शरीर के मुख्य-मुख्य अंगों के लिए विभिन्न आसनों को उनकी गुणवत्ता के आधार पर अलग-अलग भागों में विभक्त किया गया है-

(1) शारीरिक अंगों के अनुसार:

शरीर के मुख्य-मुख्य अंगों पर विशेष ध्यान देना हो तो उसके लिए विभिन्न आसनों को 'वर्गों' में विभाजित किया गया है।

(क) सिर के आसन।

(ख) धड़ के आसन।

(ग) छाती के आसन।

(घ) पेट के आसन।

(च) कमर के आसन।

(छ) हाथों के आसन।

(ज) पैरों (टांगों) के आसन।

(2) कार्य प्रणाली के अनुसार:

कार्यप्रणाली के अनुसार आसनों को मुख्यतः निम्न वर्गों में बांटा गया है-

(अ) बैठकर किए जाने वाले आसन।

(ब) लेटकर किए जाने वाले आसन।

(स) खड़े होकर किए जाने वाले आसन।

(द) उलटे होकर किए जाने वाले आसन।

बैठकर किए जाने वाले आसन- पश्चिमोत्तासन, पादांगुष्ठासन, जानुशिरासन, सिद्धासन, पद्मासन, उत्थित पद्मासन, बद्धपद्मासन, गर्भासन, बकासन, लोलासन, वज्रासन, सुप्तवज्रासन, गोमुखासन, प्राणासन, चतुष्कोणासन, त्रिकोणासन, एकहस्तभुजासन, द्विहस्तभुजासन, एकपादशिरासन, द्विपादशिरासन, मत्स्येन्द्रासन।

लेटकर किए जाने वाले आसन- शवासन, प्रेतासन, उष्ट्रासन, धनुरासन, चक्रासन, उत्तानपादासन, पवनमुक्तासन, हलासन, कर्णपीड़नासन, ऊर्ध्वसर्वांगासन, सर्पासन, शलभासन, हंसासन, लोलांगुलासन और मत्स्यासन।

खडे होकर किए जाने वाले आसन- ताड़ासन, कोणासन, हस्तपादांगुष्ठासन, गरुड़ासन, उत्कटासन, पादहस्तासन, वातायनासन, मयूरासन।

उलटे होकर किए जाने वाले आसन- शीर्षासन, वृक्षासन, वृश्चिकासन, ऊर्ध्वपद्मासन।

स्त्रियों के लिए महत्त्वपूर्ण आसन

योग प्रक्रिया एक साधना है, जिससे पूर्ण लाभान्वित होने के लिए इसके महत्व को ध्यान में रखते हुए यह विश्वास करना चाहिए कि जिस उद्देश्य की पूर्ति के लिए योगाभ्यास किया जा रहा है, उसमें निश्चित रूप से सफलता मिलेगी। योग पद्धति अपने आप में पूर्ण एवं समर्थ है। योगासन स्त्रियों की शरीर रचना के लिए विशेष अनुकूल है। योगासनों के अभ्यास से स्त्रियों की सुन्दरता, सम्यक विकास, चपलता, स्वास्थ्य और व्यक्तित्व में प्रभावशाली वृद्धि होती है।

स्त्री समस्याओं को ध्यान में रखते हुए, स्त्रियों को मासिक धर्म के दौरान और गर्भावस्था के समय योगासन नहीं करने चाहिए। गर्भावस्था को छोड़कर स्त्रियों के विभिन्न प्रकार के रोगों तथा अवस्थाओं के निवारण के लिए योग का अपना विशेष महत्व है। गर्भावस्था के शुरुआती दो महीनों में उचित योगाभ्यास से गर्भस्थ शिशु का विकास होता है, प्रसव के समय होने वाले दर्द से काफी हद तक राहत मिलती है तथा स्वास्थ्य भी अच्छा रहता है। लेकिन गर्भवती स्त्रियों को इस बात का ध्यान अवश्य रखना चाहिए कि उन्हें गर्भ के 2 माह बाद ही योगाभ्यास बंद कर देना चाहिए। स्त्रियों में मासिक धर्म की परेशानियों तथा कठिनाइयों को दूर करना और सामान्य-स्वाभाविक स्थिति में लाना योग द्वारा संभव है।

योगासन शारीरिक स्वास्थ्य के लिए वरदान स्वरूप है, क्योंकि इनमें शरीर के समस्त भागों पर प्रभाव पड़ता है और वह अपना कार्य सुचारु रूप से करते हैं।

स्त्रियों में होने वाले रोग और आसन:

स्त्रियों को विभिन्न रोगों में किन-किन योगासनों से लाभ प्राप्त हो सकता है, इनका विवरण निम्नलिखित है-

- **सिरदर्द**- सर्वांगासन, भुजंगासन, पवनमुक्तासन, मस्तकपादांगुष्ठासन, शतुरमुर्गासन।
- **नेत्र ज्योति बढ़ाने के लिए**- सर्वांगासन, भुजंगासन, शीर्षासन।
- **बालों के सौन्दर्य के लिए**- सर्वांगासन, शीर्षासन।
- **कमर दर्द**- पवनमुक्तासन, पद्मासन, चन्द्रनमस्कार, भुजंगासन, पद्मासन, गोमुखासन, शशंकासन, त्रिकोणासन, नौकासन, सुखासन, पादशलभासन, मत्स्यासन।
- **गैस**- सर्वांगासन, भुजंगासन, पवनमुक्तासन, वज्रासन, खगासन, जानुशिरासन।

- **दंत रक्षा के लिए**- सर्वांगासन, शीर्षासन।
- **उच्च रक्तचाप (हाई ब्लडप्रेशर)**- शशंकासन, पवनमुक्तासन, वज्रासन।
- **निम्न रक्तचाप (लो ब्लडप्रेशर)**- वज्रासन, मस्तकासन।
- **जुकाम**- सर्वांगासन, हलासन, शीर्षासन।
- **खांसी**- शीर्षासन, उर्ध्व सर्वांगासन, मत्स्यासन, जानुशिरासन, सुप्त वज्रासन।
- **थकावट**- दण्डासन, शवासन, मत्स्यासन।
- **अम्लता**- शलभासन।
- **खट्टी डकारें**- सर्वांगासन, पश्चिमोत्तानासन, शीर्षासन, भुजंगासन, जानुशिरासन, चक्रासन, उष्ट्रासन।
- **वात रोग**- धनुरासन, वज्रासन, पद्मासन।
- **गठिया**- पवनमुक्तासन, धनुरासन, जानुशिरासन, त्रिकोणासन, पर्वतासन, गोमुखासन।
- **प्रदर रोग**- नौकासन, भुजंगासन, सर्वांगासन, चक्रासन, धनुरासन, उष्ट्रासन।
- **सूजन**- उर्ध्व सर्वांगासन, शीर्षासन।
- **यौन विकार**- सर्वांगासन, शीर्षासन, धनुरासन।
- **कब्ज**- जानुशिरासन, मयूरासन, चक्रासन, ताड़ासन, भुजंगासन, धनुरासन, भूमिपादमस्तकासन, सुप्त वज्रासन, पाद हस्तासन, मत्स्यासन।
- **मोटापा**- भुजंगासन, वज्रासन, ताड़ासन, चक्रासन, धनुरासन, सर्वांगासन, त्रिकोणासन, शलभासन, उड्डियानाबंध, पादहस्तासन, पश्चिमोत्तानासन।
- **जोड़ों का दर्द**- त्रिकोणासन, गोमुखासन, सिद्धासन, नटराजासन, वीरासन, सेतुबन्ध आसन।
- **मुख में छाले**- सर्वांगासन, भुजंगासन।
- **बांझपन**- सर्वांगासन, शीर्षासन, पश्चिमोत्तानासन, मत्स्यासन, सुप्तवज्रासन।
- **मासिक धर्म सम्बन्धी रोग**- शीर्षासन, धनुरासन, हलासन, शवासन, सर्वांगासन, वज्रासन, भुजंगासन, मत्स्यासन, शलभासन, पर्वतासन।
- **पेट के रोग**- पद्मासन, सुखासन, उत्तानपाद आसन, पवनमुक्तासन, भुजंगासन, शलभासन, पश्चिमोत्तानासन, शवासन।
- **लीवर**- सूर्यनमस्कार, शलभासन, शीर्षासन, शशंकासन, हलासन, भुजंगासन, धनुरासन।
- **आंतों के विकार**- सर्वांगासन, मयूरासन, सर्पासन, चक्रासन, जानुशिरासन, मत्स्येंद्रासन।
- **पीठ दर्द**- भुजंगासन, सुप्त वज्रासन, धनुरासन, शशांकासन, गोमुखासन, पश्चिमोत्तानासन।

योग : स्त्रियों के लिए

- **खून की कमी (एनीमिया)-** हलासन, पश्चिमोत्तानासन, भुजंगासन, शीर्षासन, मत्स्यासन, सर्वांगासन, शलभासन, सूर्यनमस्कार।
- **मधुमेह (डायबिटिज)-** सूर्यनमस्कार, नौकासन, धनुरासन, सुप्त वज्रासन, मत्स्येंद्रासन।
- **दमा-** सर्वांगासन, मत्स्यासन, शीर्षासन, शवासन, उष्ट्रासन, सुप्त वज्रासन, उज्जयी प्राणायाम।
- **बहरामन-** शीर्षासन और सिंहासन।
- **मानसिक तनाव-** शीर्षासन, शलभासन, हलासन, वज्रासन, शवासन, गर्भासन, शशांकासन, सर्वांगासन।
- **स्नायुविक तनाव-** शवासन, कूर्मासन।
- **गले सम्बन्धी रोग-** शीर्षासन, सर्वांगासन, हलासन, सिंहासन, चन्द्रासन, भुजंगासन, सुप्त वज्रासन, मत्स्यासन।
- **पैर सम्बन्धी रोग-** वज्रासन, गरुड़ासन, वीरासन, पद्मासन, हनुमानासन।
- **रीढ़ की हड्डी के लिए-** वृश्चिकासन, शशांकासन, हलासन, धनुरासन, चक्रासन, त्रिकोणासन, भुजंगासन, शीर्षासन, उष्ट्रासन, पश्चिमोत्तानासन।
- **साइटिका-** गोमुखासन, हनुमानासन, वज्रासन।
- **फेफड़े के रोग-** वज्रासन, मत्स्यासन, सर्वांगासन।
- **पेट के कीड़े-** मत्स्येन्द्रासन, वृश्चिकासन, मयूरासन, नौकासन, सर्वांगासन, शीर्षासन, पश्चिमोत्तानासन।
- **हकलाना-** नौकासन, शीर्षपादासन, सिंहासन।
- **अनिद्रा रोग-** शीर्षासन, योगनिद्रा, शीतली प्राणायाम, सर्वांगासन, हलासन।
- **यकृत रोग-** हलासन, शीर्षासन, धनुरासन, मयूरासन, भुजंगासन, शलभासन, बद्धपद्मासन, शशांकासन, सर्वांगासन, उष्ट्रासन, पश्चिमोत्तानासन।
- **बवासीर, गुदा भगंदर-** सुखासन, सर्वांगासन, जानुशिरासन, उत्तानपादासन, उष्ट्रासन, सिद्धासन, गोमुखासन, पश्चिमोत्तानासन, चन्द्रनमस्कार।
- **हिस्टीरिया-** सर्वांगासन, भुजंगासन, योगमुद्रा, पवनमुक्तासन।

नियम एवं सावधानियां

'योग' वस्तुत: प्राचीन भारत के ऋषियों व मनीषियों द्वारा मानव जीवन को शारीरिक, आत्मिक, मानसिक और आध्यात्मिक रूप से सचेत, स्वस्थ और सतर्क रखने की क्रियाओं एवं अभ्यासों का निचोड़ है। मन, बुद्धि, शरीर, चित्त, आत्मा–सभी को समन्वित रखकर विभिन्न अनुशासन और संयम द्वारा मानव को श्रेष्ठतम जीवन-यापन करना सिखाने वाली आचार संहिता को 'योग' कहते हैं। मूलत: योग का अर्थ किन्हीं दो वस्तुओं के विचारों को या क्रियाओं को जोड़ना है, पर जीवन संदर्भ में इसका मूल आशय है शरीर और मन को एकाग्र करना और इनके समन्वय से अपनी वांछित सिद्धि प्राप्त करना। यह पूरा शास्त्र ही व्यावहारिक प्रयासों पर आधारित है और इसका किसी धर्म या समुदाय से कोई सरोकार नहीं है। भाषा, संस्कृति और उपचार द्वारा किसी धर्म को किसी दायरे में नहीं बांधे जा सकता, उसी प्रकार योग भी मानव मात्र की भलाई-हेतु भारतीय मनीषियों द्वारा खोजी एक जीवन पद्धति है, जिसकी महत्ता संसार ने धीरे-धीरे पहचानी है। पिछली लगभग एक शताब्दी से योग के विभिन्न आयामों की उपयोगिता वैश्विक स्तर पर स्वीकार्य होती गई और अंतत: भारत के प्रधानमंत्री नरेंद्र मोदी के प्रयासों से 21 जून को अंतर्राष्ट्रीय योग दिवस के रूप में मनाया जाने लगा। योग का दायरा बहुत विस्तृत है; यह सिर्फ आसनों और कुछ क्रियाओं तक ही सीमित नहीं। खान-पान, रहन-सहन, सोच-विचार इत्यादि सभी इसके द्वारा संयमित होते हैं। यह तो एक ऊर्जा प्रदायी पद्धति है, जहां जिस तरह की ऊर्जा चाहिए, वैसे ही उसको प्रयुक्त कर लिया जाए। जैसे बिजली गर्मी भी देती है और ठंडक भी, उसी प्रकार योग भी एक बहुआयामी पद्धति है। इससे स्वस्थ रहना भी सीखा जा सकता है और रोगों से बचाव भी, बौद्धिक स्तर भी बढ़ाया जा सकता है और शारीरिक सौष्ठव भी। ध्यान और समाधि लगाने में सहायक यह पद्धति विषय-भोगों के सुखों का आनंद भी बढ़ाने में उतनी ही सक्षम होती

योग : स्त्रियों के लिए

है। यह तो एक अमर-बेल है, इसका जैसा उपयोग किया जाए। पर इस पुस्तक के सीमित परिप्रेक्ष्य में हम इस महान पद्धति का उपयोग रोगों की निवृत्ति के लिए ही करेंगे, क्योंकि अगर सही रूप में, सही परिणाम और तीव्रता से उसकी क्रियाएं एवं अभ्यासों पर अमल किया जाए तो बड़े घातक रोग भी इस उपचार से ठीक हो जाने के कई उदाहरण मिल चुके हैं। परंतु यह याद रखा जाए कि योग कोई जादुई करिश्मा नहीं दिखाता। यह धीरे-धीरे शरीर में व्याप्त रोग की जड़ से सफाई कर उसे निरोग करता है। अत: रातों-रात किसी चमत्कार की बात सोचनी भी नहीं चाहिए। योग से रोग निवृत्ति तब ही संभव होगी, जब संयम, धैर्य, अनुशासन, समयनिष्ठता और पूरे विश्वास से इस उपचार को अपनाया जाए।

योगासनों से जुड़े नियम व सावधानियों के बारे में जानना भी अत्यंत जरूरी है। योग के अभ्यासी यदि इन विषयों पर ध्यान देंगे तो योग का ज्यादा लाभ उठा पाएंगे-

अत: योगाभ्यास योगासन करने से पहले निम्न सावधानियां जरूर बरतें:

समय

आसन प्रात:-सायं दोनों समय कर सकते हैं। यदि दोनों समय नहीं कर सकते, तो प्रात:काल का समय उत्तम है। प्रात:काल मन शान्त रहता है। प्रात: शौचादि से निवृत्त होकर खाली पेट तथा दोपहर के भोजन के लगभग 5-6 घण्टे बाद सायंकाल आसन कर सकते हैं। आसन करने से पहले शौच आदि से निवृत्त होना चाहिए। सिर्फ वज्रासन जैसे कुछ गिने-चुने आसन ही हैं, जो भरे पेट भी किए जाते हैं, जिसके बारे में स्पष्ट निर्देश दिया रहता है। यदि कब्ज रहता है, तो प्रात:काल तांबे या चांदी के बर्तन में रखे हुए पानी को पीना चाहिए। उसके पश्चात् थोड़ा भ्रमण करें। इससे पेट साफ हो जाता है। अधिक कब्ज हो, तो त्रिफला चूर्ण सोते समय गर्म पानी से लें।

स्थान

स्वच्छ, शान्त एवं एकान्त स्थान आसनों के लिए उत्तम है, क्योंकि खुली एवं ताजी हवा में योगासन करना सबसे अच्छा माना जाता है। घर की छत पर, लॉन में, बाग-बगीचे तथा उद्यान में, तालाब या नदी का किनारे योग करना सर्वोत्तम है। खुले वातावरण एवं वृक्षों के नजदीक ऑक्सीजन पर्याप्त मात्रा में होती है, जो स्वास्थ्य के लिए उत्तम है। जहां योगासन करें, वहां का माहौल शांत होना चाहिए। यदि घर में योगासन करें, तो घी का दीपक, गुग्गुल, धूप-बत्ती तथा अगरबत्ती आदि जलाकर सुगन्धित वातावरण कर लें। ऐसे वातावरण में ध्यान एकाग्र करने में आसानी होती है।

वेशभूषा

आसन करते समय शरीर पर वस्त्र कम और सुविधाजनक होने चाहिए। पुरुष टी-शर्ट, ट्रैक पैंट, हाफ पैंट और बनियान का उपयोग कर सकते हैं। स्त्रियां सूती के या थोड़े ढीले कपड़े पहनकर योगासन का अभ्यास करें।

समयबद्धता एवं मात्रा

अपना अभ्यास नियमित रूप से समयबद्धता से करना चाहिए। यदि आपके पास शाम को 7:00 बजे का समय उपलब्ध होता है, तो उसी समय नियमित रूप से करें। योगासन नियमित करना ही लाभ देगा, टुकड़ों में करना नहीं। आपका समय ही निश्चित नहीं होना चाहिए, बल्कि योगासन करने की अवधि भी निश्चित होना चाहिए। शुरुआत 10 मिनट से करके आप धीरे-धीरे इस अवधि को बढ़ाएं। आसनों का पूर्ण अभ्यास 60 मिनट का, मध्यम अभ्यास 30 मिनट का तथा संक्षिप्त अभ्यास 15 मिनट का होता है। योग जितनी भी अवधि से करें, उसको कम-से-कम एक हफ्ते तक जारी रखें और तब ही अवधि बढ़ाएं।

आसन

भूमि पर बिछाने के लिए मुलायम दरी, योगा मैट, कालीन या कम्बल का प्रयोग करना उचित है। सीधे फर्श पर बैठकर आसन न करें।

आयु

मन एकाग्र कर प्रसन्नता एवं उत्साह के साथ अपनी आयु, शारीरिक शक्ति और क्षमता का पूरा ध्यान रखते हुए यथाशक्ति अभ्यास करना चाहिए, तभी वह योग से वास्तविक लाभ उठा सकेगा। वृद्ध एवं दुर्बल व्यक्तियों को आसन एवं प्राणायाम अल्प मात्रा में करने चाहिए। 10 वर्ष से अधिक आयु के बालक सभी यौगिक अभ्यास कर सकते हैं।

अवस्था एवं सावधानियां

सभी अवस्थाओं में आसन एवं प्राणायाम किये जा सकते हैं। लेकिन किसी रोग से ग्रस्त होने पर या बीमारी की अवस्था में योगासन आराम से करना चाहिए। इन क्रियाओं से स्वस्थ व्यक्ति का स्वास्थ्य उत्तम बनता है। परंतु फिर भी कुछ ऐसे आसन हैं, जिनको रोगी व्यक्ति को नहीं करना चाहिए। यथा- जिनके कान बहते हों, नेत्रों में लाली हो, स्नायु एवं हृदय दुर्बल हो, उनको शीर्षासन नहीं करने

योग : स्त्रियों के लिए

चाहिए। हृदय-दौर्बल्य वाले को अधिक भारी आसन, जैसे-पूर्ण शलभासन, धनुरासन आदि नहीं करने चाहिए। अण्डवृद्धि वालों को भी वह आसन नहीं करने चाहिए, जिनसे नाभि के नीचे वाले हिस्सों पर अधिक दबाव पड़ता हो। उच्च रक्तचाप वाले रोगियों को सिर के बल किये जाने वाले शीर्षासन आदि तथा महिलाओं को ऋतुकाल में 4-5 दिन तक आसनों का अभ्यास नहीं करना चाहिए। जिनको कमर और गर्दन में दर्द रहता हो, वे आगे झुकनेवाले आसन न करें।

गर्भवती महिलाओं को गर्भावस्था के दौरान मुश्किल आसन और कपालभाति बिलकुल नहीं करने चाहिए। वे केवल शनै:शनै दीर्घ श्वसन, प्रणव-नाद एवं गायत्री आदि पवित्र मन्त्रों द्वारा ध्यान करें। महिलाएं प्रसवोपरांत 3 महीने बाद तथा सिजेरियन (शल्य क्रिया द्वारा प्रसव) ऑपरेशन के 6 महीने बाद ही योगाभ्यास कर सकती हैं।

जब भी किसी विशेष बीमारी से छुटकारा पाने के लिए योगासन करें, तो विशेषज्ञ से पूछकर ही करें। योग का असर तुरंत नहीं होता है। ऐसे में दवाएं भी तुरंत बंद न करें। जब बेहतर लगे तो जांच भी कराते रहें–फिर उसके बाद ही डॉक्टर की सलाह से दवा बंद करें। योगासनों का असर 6 महीने में प्रकट होता है। इसके अलावा, लोग बीमारी का इलाज भी योगासनों से करते हैं, फिर योगासन छोड़ देते हैं। यह सपष्ट समझ लें कि योगासन का उद्देश्य बीमारियों का इलाज नहीं है, वरन् भविष्य में आपको बीमारियों से बचाना होता है। योग से रोग निवारण तो इसका अतिरिक्त लाभ है।

जल्दबाजी

किसी भी आसन के फाइनल पॉश्चर (अंतिम अवस्था) तक पहुंचने की जल्दबाजी बिलकुल भी न दिखाएं, क्योंकि अगर आपका तरीका थोड़ा भी गलत होगा तो फिर अंतिम बिंदु तक पहुंचने का कोई लाभ नहीं मिलने वाला। मसलन, हलासन में पैरों को जमीन पर लगाने के लिए घुटने मोड़ लें, तो यह बेकार है। जहां तक आपके पैर जाएं–वहीं तक करें, लेकिन घुटने सीधे रखें।

भोजन

भोजन आसन के लगभग आधे घण्टे पश्चात् करना चाहिए। भोजन में सात्त्विक पदार्थ हों। तले हुए गरिष्ठ पदार्थों के सेवन से जठर विकृत हो जाता है। आसन के तुरंत बाद किसी भी पेय पदार्थ का सेवन नहीं करना चाहिए। चाय-कॉफी आदि पीने के 30 मिनट बाद और पानी पीने के 15 मिनट बाद आसन करना बेहतर रहता है। आसन करते समय ध्यान रखें कि आपका पेट न भरा हो। भोजन करने के 3-4 घंटे बाद और हलके स्नैक्स लेने के 1 घंटे बाद योगासन कर सकते हैं।

श्वास-प्रश्वास का नियम

आसन करते समय सामान्य नियम है कि आगे की ओर झुकते समय श्वास बाहर निकालते हैं तथा पीछे की ओर झुकते समय श्वास अन्दर भरकर रखते हैं। श्वास नासिका से ही लेना और छोड़ना चाहिए, मुख से नहीं, क्योंकि नाक से लिया हुआ श्वास फिल्टर (छनकर) होकर अन्दर जाता है।

ध्यान

आंखें बन्द करके ध्यान करने से मन की एकाग्रता बढ़ती है, जिससे मानसिक तनाव एवं चंचलता दूर होती है। ध्यान शरीर के उस हिस्से पर लगाएं, जहां आसन का असर हो रहा है, जहां दबाव पड़ रहा है। पूरे भाव से करेंगे, तो उसका अच्छा प्रभाव आपके शरीर पर पड़ेगा। सामान्यत: आसन एवं प्राणायाम आंखें खोलकर भी कर सकते हैं।

क्रम

आसनादि करने का एक क्रम होता है–उसे समझ लें। यदि कोई आसन दाएं करवट में किया है, तो उसे बाएं करवट भी करना चाहिए। इसके अतिरिक्त आसनों का एक ऐसा क्रम निश्चित कर लें कि प्रत्येक अनुवर्ती आसन से विघटित दिशा में भी पेशियों और सन्धियों का व्यायाम हो जाए। उदाहरणत: सर्वांगासन के उपरांत मत्स्यासन, मंडूकासन के बाद उष्ट्रासन किया जाए। नए अभ्यास करने वाले 2-4 दिनों तक मांसपेशियों और संधियों में पीड़ा का अनुभव कर सकते हैं। उन्हें अभ्यास रोकना नहीं चाहिए। पीड़ा स्वत: शांत हो जाएगी। लेटी अवस्था में किए गए आसनों के पश्चात् जब भी उठा जाए तो बायीं करवट की ओर झुकते हुए उठना चाहिए। अभ्यास के अंत में शवासन 8-10 मिनट के लिए अवश्य करें, ताकि अंग-प्रत्यंग शिथिल होकर शरीर तनाव मुक्त हो जाएं।

विश्राम

आसन करते हुए जब-जब थकान हो, तब-तब शवासन या मकरासन में विश्राम कर सकते हैं। थक जाने पर बीच में भी विश्राम कर सकते हैं।

गुरु

योग की सिद्धि गुरुकृपा और गुरु-उपदिष्ट मार्ग से ही होती है। इसलिए योगासन प्राणायाम, ध्यान आदि का अभ्यास प्रारम्भ में गुरु के सान्निध्य में ही करना चाहिए।

योग : स्त्रियों के लिए

यम-नियम

योगाभ्यासियों को यम-नियम का पालन पूरी शक्ति के साथ करना चाहिए। बिना यम-नियमों के पालन के कोई भी व्यक्ति योगी नहीं हो सकता।

शरीर का तापमान

शरीर का तापमान अधिक उष्ण होने या ज्वर होने की स्थिति में योगाभ्यास करने से तापमान बढ़ जाये तो चन्द्रस्वर यानी बायीं नासिका से श्वास अन्दर खींचकर (पूरक कर), सूर्य-स्वर, यानी दायीं नासिका से रेचक (श्वास बाहर निकलना) करने की विधि बार-बार करके तापमान सामान्य कर लेना चाहिए।

पेट की सफाई

प्राकृतिक चिकित्सा और योग के आचार्यों का मत है कि सभी शारीरिक रोगों का मूल कारण उदर है। जो आप खाते हैं, वह पहले आमाशय में पहुंचता है। यहां अम्लीय क्षार खाए हुए भोजन को गला देता है, गलने के बाद आंत भोजन से पोषकीय तत्व को सोखने का काम करती है और पोषक तत्वों के सत्व को यकृत में पहुंचा देती है। यकृत उनसे रक्त निर्माण कर हमारी जीवन धारा को प्रवाहित करता है। इसलिए योगासन करने वाले लोगों के लिए पेट का साफ रहना अत्यंत आवश्यक है। अन्यथा पेट साफ न होने की स्थिति में आंख, मुख, सिर में विकार एवं स्नायुमण्डल में कमजोरी होने की शिकायत हो सकती है। अत: पेट का साफ होना, कब्ज-रहित होना, अपच न होना, रात को समय से सोकर पूरी नींद लेना और उचित आहार-विहार करना बहुत ही आवश्यक है।

कठिन आसन

जिन व्यक्तियों का कभी अस्थिभंग हुआ हो, वे कठिन आसनों का अभ्यास कभी नहीं करें, अन्यथा उसी स्थान पर हड्डी दोबारा टूट सकती है।

पसीना आने पर

अभ्यास के दौरान पसीना आ जाये तो तौलिये से पोंछ लें, इससे चुस्ती आ जाती है, चर्म स्वस्थ रहता है और रोगाणु चर्म-मार्ग से शरीर में प्रवेश नहीं कर सकेंगे। अभ्यास के 30 मिनट बाद शरीर का तापमान सामान्य होने पर स्नान कर सकते हैं।

विविध आसन

यह सही है कि योग एक वैज्ञानिक पद्धति है, परंतु इसका लाभ उठाने के लिए हमें न केवल आसनों का ज्ञान होना चाहिए, बल्कि उन्हें किस रोग में, कैसे, कितना व किन सावधानियों के साथ किया जाना चाहिए, इस बात की भी जानकारी होनी चाहिए। उम्र, अवस्था एवं रोग अनुसार योग हमारे जीवन में मानसिक शांति के साथ-साथ शारीरिक सुख भी लाता है। हर योगासन का अपना ही विशेष महत्व व लाभ है, जो इस प्रकार है–

1. शशांकासन

शशांक अर्थात् खरगोश इस आसन में बैठता है या सोता है, इसलिए इसे 'शशांकासन' कहते हैं। सबसे पहले जमीन पर वज्रासन की अवस्था में बैठ जाएं और फिर लंबी गहरी श्वास भरें और साथ-साथ दोनों हाथों को ऊपर उठाते हुए ऊपर की ओर तानें। ध्यान रहे, हथेलियां खुली हुई और सामने की ओर होनी चाहिए। अब सांस को बाहर निकालते हुए कमर तक के भाग को नीचे मोड़ते हुए अपने दोनों हाथों की हथेलियों को जमीन पर टिकाएं। फिर माथे को जमीन पर टिकाएं। हमारे श्वास की गति झुके रहने पर सामान्य होगी। अपनी क्षमतानुसार और समयानुसार इस आसन में रुकें और फिर धीरे-धीरे हाथों को ऊपर लाएं। यह इस आसन का 1 चक्र हुआ। इस आसन को 5 बार अवश्य करें।

लाभ– इस आसन के अभ्यास से हमारा मन शान्त होता है। एकाग्रता, दृढ़

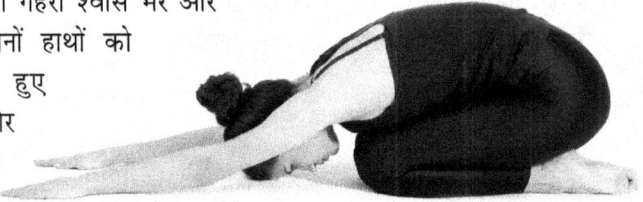

निश्चय, क्रोध पर नियंत्रण, मानसिक सन्तुलन, बुद्धि का विकास और दृष्टिकोण सकारात्मक होता है। इससे दमा, हृदय रोग, फेफड़ा रोग और श्वास संबंधित विकार दूर होते हैं। यह आसन मेरुदण्ड के लिए बहुत ही लाभप्रद होता है। चेहरे पर लालिमा, कान्ति और तेज बढ़ता है। महिलाओं के लिए यह आसन विशेष रूप से लाभदायक होता है। शशांकासन हमारे शरीर के पूरे अंगों की थकान दूर करता है।

विशेष- स्लिप डिस्क, गर्भवती महिलाएं और गठिया के रोगी बिना योग गुरु से परामर्श लिए इस आसन का अभ्यास न करें।

2. गोमुखासन

इस आसन में हमारे शरीर की आकृति गाय के मुख के समान हो जाती है, इसलिए हमारे योगियों ने इस आसन का नाम 'गोमुखासन' रखा है।

विधि- जमीन पर बैठ जाएं। उसके बाद बायीं टांग को आगे से मोड़ते हुए एड़ी को नितम्ब के पास ले जाएं और दायीं नितम्ब को एड़ी पर टिकाकर बैठ जाएं। इसी प्रकार दायीं टांग को मोड़कर एड़ी को बायीं नितम्ब के पास लाएं। हमारे घुटनों की स्थिति ऐसी होनी चाहिए कि दोनों घुटने एक-दूसरे के ऊपर आ जाएं। अब बायें हाथ को पीछे से मोड़कर हथेली को बाहर की ओर रखते हुए ऊपर की ओर ले जाएं। दाहिने हाथ को ऊपर से मोड़ें और कोहनी सीधी करते हुए दोनों हाथों की उंगलियों को एक-दूसरे से पकड़ लें। थोड़ी देर इस स्थिति में रहें। ध्यान रहे, कमर, गर्दन और सिर बिलकुल सीधा होना चाहिए। नजर सामने की ओर होनी चाहिए तथा श्वास की गति सामान्य। कुछ देर बाद अपनी क्षमतानुसार रहने के बाद इसी प्रकार से दूसरी टांग को मोड़कर और हाथों की स्थिति बदलकर इसका अभ्यास करें। इस आसन को दोनों ओर से कम-से-कम 3-3 बार अभ्यास करें।

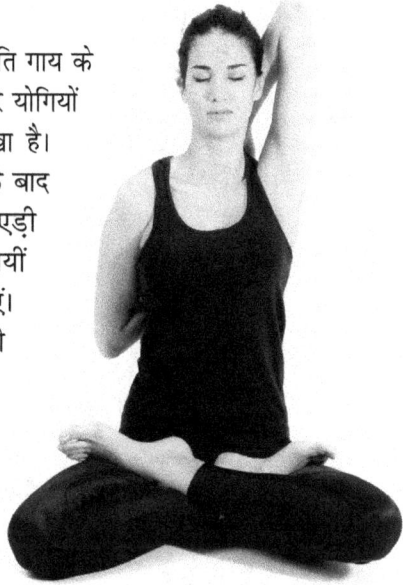

लाभ- यह आसन दमा तथा क्षयरोगी के लिए रामबाण का काम करता है। इसके अभ्यास से धातु की दुर्बलता, मधुमेह, प्रमेह और बहुमूत्र आदि रोग दूर हो जाते हैं। जब हम इस आसन में एक तरफ का हाथ उठाते हैं, तो एक तरफ

के फेफड़े का श्वास अवरुद्ध होता है और दूसरा फेफड़ा तीव्र वेग से चलता है, जिससे हमारे फेफड़ों की सफाई तथा रक्त का संचार बढ़ जाता है। हमारे फेफड़ों के 1 करोड़ छिद्रों में रक्त का संचार भली-भांति होता है। यह आसन महिलाओं की मासिक धर्म से जुड़ी परेशानी और ल्यूकोरिया की शिकायत दूर करता है। यह महिलाओं के वक्ष स्थल को सुडौल बनाता है। छाती चौड़ी होती है। पीठ, गर्दन, बांह और टांगें मजबूत होती हैं। गठिया की शिकायत दूर होती है। अंडकोश सम्बंधी बीमारियां दूर होती है। स्त्री-पुरुष दोनों के लिए उपयोगी है गोमुखासन।

विशेष- इस आसन का अभ्यास जल्दबाजी में ना करें। साधक जब वज्रासन में बैठने में अभ्यस्त हो जाए तो इस आसन का अभ्यास करें।

3. धनुरासन

इस आसन में हमारे शरीर की आकृति 'धनु' यानी 'धनुष' के समान हो जाती है, इसलिए योगियों ने इसका नाम 'धनुरासन' रखा है।

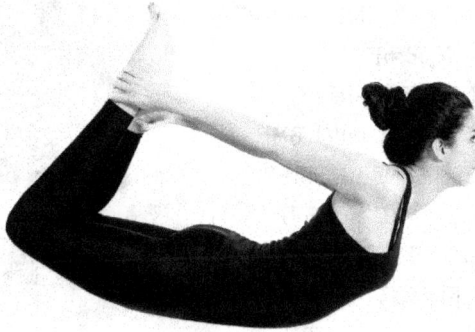

विधि- पेट के बल लेट जाएं और घुटनों तक अपनी टांगें मोड़ लें। दोनों हाथ से अपने टखने पकड़ लें, पैरों को बाहर की ओर खोलते हुए श्वास का रेचन यानी श्वास को छोड़ते हुए घुटनों को ऊपर उठाएं। शरीर को धनुषनुमा बनाएं। ज्यादा-से-ज्यादा अपने शरीर को ऊपर की ओर तानें, पेट का भाग जमीन को स्पर्श करेगा, जब तक आसानीपूर्वक श्वास रोककर इस आसन में रह सकते हैं रहें, ना रोक पाने पर श्वास निकालते हुए वापस आएं। इस तरह इस आसन का 1 चक्र पूरा होता है, कम-से-कम 3-5 चक्रों का अभ्यास करें।

लाभ व प्रभाव-इस आसन के अभ्यास से कब्ज, बदहजमी, गैस और अजीर्ण की शिकायत दूर हो जाती है। इसके अभ्यास से कमर पतली और सीना चौड़ा होता है। इससे गला, भुजाएं और कन्धों का व्यायाम भली-भांति होता है,

श्वास संबंधी बीमारियों में रामबाण का काम करता है। यह आसन हमारे हृदय को सबल बनाता है। महिलाओं में मासिक धर्म, गर्भाशय के विकार और बांझपन जैसे रोगों को भी दूर करता है। हमारे लीवर और पेनक्रियाज ग्लेण्ड की मालिश करता है।

सावधानियां- हृदय रोगी, उच्च रक्तचाप, अल्सर, हार्निया रोगी और गर्भवती महिलाएं इसका अभ्यास न करें।

4. ऊर्ध्व धनुरासन

यह योगासन करने से शरीर की सभी मांसपेशियां सुचारु ढंग से कार्य करती हैं, साथ ही बाजू और कलाइयों में भी नयी शक्ति का संचार होता है। इसे करने से पैर, पेट और रीढ़ भी अच्छी अवस्था में पहुंचते हैं और अवसाद भी दूर होता है। शरीर में नई ऊर्जा का भी प्रादुर्भाव होता है।

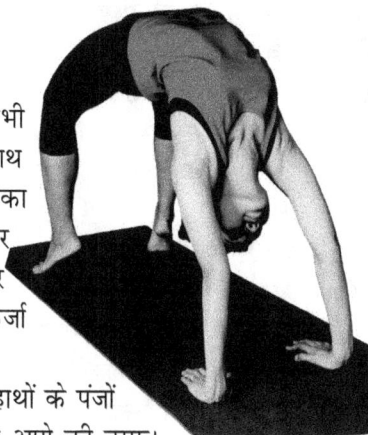

विधि : मैट पर सीधे लेट जाएं। अब हाथों के पंजों को पीछे की तरफ करें व पैरों के पंजों को आगे की तरफ। धीरे-धीरे कमर को उठाना शुरू करें। कमर को जितना ऊपर ले जा सकते हैं, ले जाएं। मुंह आपका सीधा भी हो सकता है, तो जमीन की तरफ भी हो सकता है।

लाभ : अवसाद को भगाने में मदद करता है यह आसन।

5. उथिता अर्ध धनुरासन

यह योगासन करने से रीढ़ तथा पैरों को काफी मजबूती मिलती है और पेट में स्थित अंगों के काम में भी फुर्ती आती है।

विधि : मैट पर सीधे खड़े रहें। बायें पैर पर शरीर का बोझ डालें। दाहिना पैर हवा में मोड़ें आधा। फिर उसे घुटने के बल पीछे की तरफ मोड़े। दाहिने हाथ से उस मुड़े हुए पैर के पंजे को पकड़ कर रखें। बायें हाथ को सामने की दिशा में ऊपर की तरफ ले जाएं। लंबी सांस लें। नजरें सामने रखें।

लाभ : रीढ़ को काफी मजबूती मिलती है।

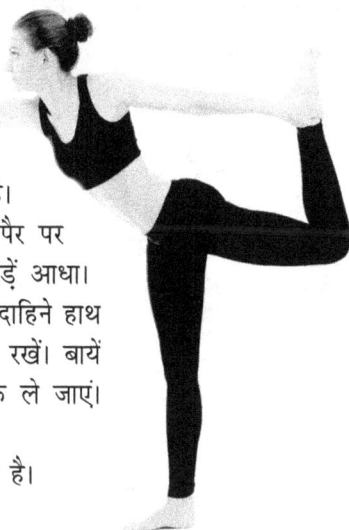

6. पादांगुष्ठा धनुरासन

यह योगासन करने से हमारे संपूर्ण रीढ़ के भाग तथा पेट के हिस्से में ताजगी का पुट-सा आने लगता है। इसे करने से हमारे गुर्दें सुचारु रूप से काम करते हैं, साथ ही हमारे खड़े होने के ढंग में थोड़ा बदलाव आने लगता है। इससे पृष्ठ भाग और जांघ की मांसपेशियां भी ठीक होने लगती हैं।

विधिः धनुरासन की मुद्रा में आएं। सन्तुलन बनते ही पैरों को ऊपर की तरफ ले जाएं। उंगलियां घुटनों की तरफ ले जाएं। कुछ देर इसी स्थिति में रहें। फिर धीरे से घुटनों को ढीला छोड़ने लगें। पुनः जैसे थे, वाली स्थिति में आ जाएं।

लाभ : संपूर्ण रीढ़ को दुरुस्त रखता है।

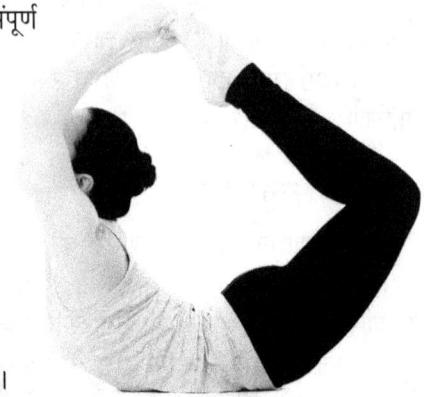

7. वज्रासन

इसको 'वीरासन' भी कहते हैं। इस आसन का सीधा प्रभाव हमारे शरीर की वज्र नाड़ी पर पड़ता है और इसके अभ्यास से अभ्यासी वज्र के समान कठोर एवं सख्त हो जाता है, इसलिए हमारे योगियों ने इसका नाम 'वज्रासन' रखा है। इस आसन में इस्लाम धर्म और बौद्ध धर्म के अनुयायी पूजा और ध्यान करते हैं।

विधि- दोनों टांगों को पीछे की ओर मोड़कर घुटने के बल बैठ जाएं। पैरों के तलवे ऊपर की ओर होने चाहिए। दोनों पैर के अंगूठे परस्पर एक-दूसरे से मिले हों। एड़ियों को इस प्रकार खोल दें ताकि नितम्ब उन पर टिक जाए। दोनों हाथ जंघाओं पर होने चाहिए। कमर, गर्दन, छाती बिलकुल सीधी होनी चाहिए। श्वास अन्दर भरें और छाती को आगे निकालें। हमारे श्वास की गति सामान्य होगी। इस आसन का अभ्यास अपनी क्षमता और समयानुसार

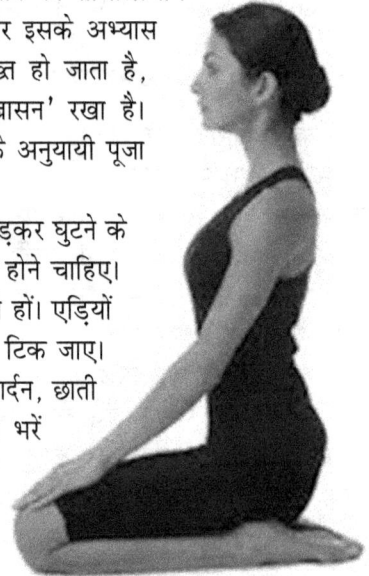

करें। शुरू-शुरू में कम-से-कम 2 मिनट तक इस आसन में बैठें, अभ्यस्त होने के बाद धीरे-धीरे समय को बढ़ा सकते हैं।

लाभ-इसके अभ्यास से वात, बदहजमी, कब्ज रोग जड़ से खत्म हो जाते हैं। पाचन क्रिया तीव्र बनती है। अतिनिद्रा वालों के लिए यह परम उपयोगी है। विद्यार्थी अथवा रात में जागकर काम करने वाले लोगों के लिए यह बहुत ही लाभदायक है। इस आसन में नाड़ियों का प्रवाह उर्ध्वगामी हो जाता है, जिससे भोजन शीघ्र पच जाता है। जो महिलाएं गर्भावस्था में इसका अभ्यास करती हैं, तो उनकी नॉर्मल डिलीवरी होती है। हमारे प्रजनन संस्थान वाले क्षेत्र में रक्त का संचालन कम होने के कारण पुरुषों में अंडवृद्धि यानी (हाइड्रोसिल) नामक बीमारी नहीं होती है।

सावधानियां-गठिया के रोगी इसका अभ्यास न करें।

विशेष- नये साधकों को अपने पैरों के तालू, एड़ी में दर्द का आभास होगा। आसन को खत्म करने के बाद अपने पैरों को अवश्य हिलाएं, जिससे रक्त संचार पैरों में भली-भांति होगा। यही एक ऐसा योगासन है, जिसे भोजन करने के बाद भी किया जा सकता है।

8. सर्वांगासन

इस आसन में हमारे शरीर के सभी अंगों का व्यायाम होता है, इसलिए हमारे योगियों ने इसका नाम 'सर्वांगासन' रखा है।

विधि- जमीन पर पीठ के बल लेट जाएं। उसके बाद दोनों पैरों को आपस में मिलाकर कमर तक के भाग को जमीन से ऊपर उठाते हुए लाएं। उसके बाद दोनों हाथ के सहारे से कमर को पकड़ लें। पंजे खिंचे हुए, जांघों और टांगों को बिलकुल सीधा रखें। ध्यान रहे, जांघें, घुटने और टांगें बिलकुल डंडे की भांति सीधी होनी चाहिए। ठोढ़ी कंठ कूप से लगी रहे। हमारी टांगें 90 अंश के कोण पर स्थित रहेंगी। श्वास की गति सामान्य। जितनी देर तक आप सरलतापूर्वक इस आसन में रह सकते हैं रहें, न रह पाने की अवस्था में हाथों के सहारे से धीरे-धीरे सामान्य अवस्था में वापस आएं। ध्यान रहे, वापस आते समय झटके के साथ वापस न आएं। यह इस आसन का 1 चक्र हुआ। इसका एक बार ही अभ्यास करें। आसन खत्म करने के बाद शवासन में कुछ देर रहें।

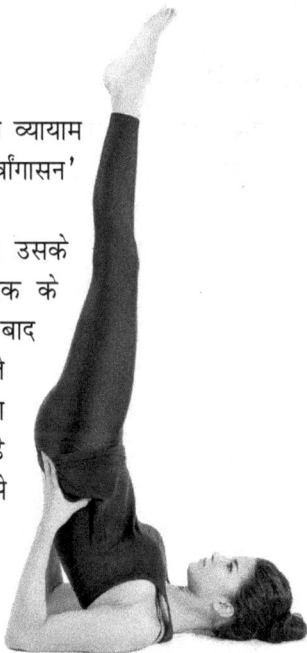

लाभ-सर्वांगासन जैसा कि नाम से आभास होता है कि इस आसन से हमारे शरीर के सभी अंगों का व्यायाम होता है। यह आसन रक्त की शुद्धि, मस्तिष्क एवं हृदय और फेफड़ों की पुष्टि के लिए बहुत उपयोगी है। इसके करने से रक्त प्रवाह मस्तिष्क की ओर हो जाता है, जिससे शिराओं को बल मिलता है। नेत्र ज्योति को बढ़ाता है। इससे आंख, कान, गले एवं हृदय के विकार दूर होते हैं। त्वचा रोगों को ठीक करता है। संगीत प्रेमियों के लिए भी उपयोगी है, इसके नित्य अभ्यास से गले की आवाज सुरीली हो जाती है। जिन लोगों को पांव में अति गर्मी या अत्यधिक सर्दी लगती है, उन्हें इसका अभ्यास अवश्य करना चाहिए। इससे बालों का पकना और गिरना जैसी बीमारियां दूर होती हैं। व्यक्ति बुढ़ापे पर विजय प्राप्त करता है। चेहरा कांतिवान हो जाता है।

सावधानियां- जो लोग गर्दन दर्द, स्लिप डिस्क, उच्च रक्तचाप, हृदय रोग, आंखों की कमजोरी, खून की नाड़ियों संबंधी परेशानियों से ग्रस्त हों और गर्भवती महिलाएं इस आसन का अभ्यास न करें। यह योग के कठिन आसनों में से है। इसलिए इसका अभ्यास योग गुरु के सान्निध्य में ही करें।

9. भुजंगासन

इस आसन में हमारे शरीर की आकृति फन उठाए 'भुजंग' के समान होती है, इसलिए हमारे योगियों ने इसका नाम 'भुजंगासन' रखा है।

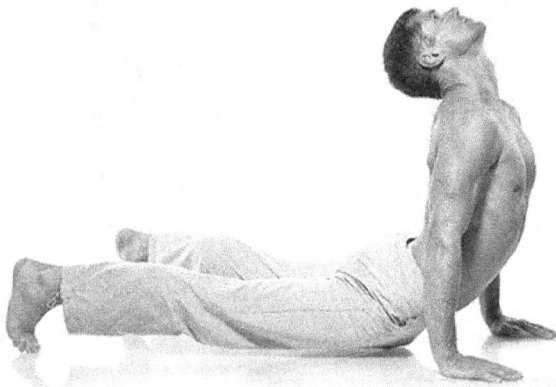

विधि- पेट के बल लेट जाएं, एड़ी, पंजे, जंघा आपस में मिले हुए होने चाहिए। पंजे बाहर की ओर तान कर रखें, दोनों हाथ को कंधे के बगल में रखें, कोहनियां जमीन को स्पर्श करती हुई होनी चाहिए। अब अपने कमर तक के भाग को हाथों का सहारा देते हुए धीरे-धीरे ऊपर की ओर उठाएं, हमारी दोनों कोहनियां कुछ मुड़ी हुई

रहेंगी, गर्दन पीछे की ओर। कुछ देर इसी अवस्था में रुकें। ध्यान रहे, इस आसन को करते वक्त श्वास की गति सामान्य होनी चाहिए और अपनी क्षमता से ज्यादा आसन में ना रहें। धीरे-धीरे सामान्य अवस्था में वापस आएं। इस आसन के कम-से-कम 5 चक्रों का अभ्यास अवश्य करें।

लाभ व प्रभाव-इस आसन के अभ्यास से कमर दर्द, गर्दन दर्द, साइटिका जैसे रोगों से छुटकारा मिलता है। टांसिल, थायराइड ग्रंथि स्वस्थ बनी रहती है। पेट व आंत के विकार दूर होते हैं। पीठ, छाती, हृदय, गर्दन, कंधों की मांसपेशियां मजबूत होती हैं। लीवर को लाभ मिलता है। यह आसन मधुमेह में रामबाण का काम करता है। महिलाओं की ओवरी और गर्भाशय को मजबूती प्रदान करता है। मेरुदण्ड लचीला बनाता है। जिनकी नाभि बार-बार गिरती है, उनके लिए बहुत उपयोगी है।

सावधानियां-हार्निया, अल्सर और हृदय रोगी इस आसन का अभ्यास न करें। गर्भवती महिलाएं योग गुरु के सान्निध्य में इसका अभ्यास करें।

10. भुजंगासन-अ

यह योगासन हमारे फेफड़ों और सीने के तनाव को कम करता है। इसे करने से पेट और भुजाओं को भी बल मिलता है जिससे वे ज्यादा सक्रियता से काम करते हैं। यह रीढ़ की हड्डी को लचीला बनाता है तथा थकान एवं तनाव से भी मुक्ति दिलाता है। यह आसन रीढ़ की हड्डी के रक्त संचार को भी ठीक रखता है।

विधि : पेट के बल लेटकर दोनों हाथों से छाती के दोनों ओर कंधों के समीप रखें। कोहनियां पार्श्व से लगी हुई तथा जमीन से ऊपर की ओर उठी हुई हों। सांस भरते हुए छाती को उठाएं। नाभि तक अगला हिस्सा उठाएं, फिर कुछ देर बाद सांस छोड़ते हुए नीचे आ जाएं। इसी प्रकार बायीं ओर से भी कीजिए।

लाभ : थकान एवं तनाव से मुक्ति दिलाता है यह आसन।

11. भुजंगासन-ब

भुजंगासन की यह स्थिति सीने और फेफड़े को स्वस्थ रखने के अलावा थकान भी मिटाती है। कमर दर्द, स्लिप डिस्क में यह आसन लाभकारी है। इसके अलावा लिवर, किडनी और फेफड़ों की ग्रंथियों को भी बल देता है। वैसे जिन लोगों को हार्निया या पेट में अल्सर हो, वह लोग इसे न करें।

विधि : इसे पूर्ण भुजंगासन भी कहते हैं। भुजंगासन का अभ्यास जब ठीक होने लगे, तभी पूर्ण भुजंगासन करने का प्रयास करना चाहिए।

लाभ : सीने और फेफड़ों की कार्य क्षमता बढ़ाने में सहायक।

12. शलभासन

हमारे योगियों ने इस आसन का नाम 'शलभासन' इसलिए रखा कि इस आसन को करते वक्त हमारे शरीर की आकृति 'शलभ' अर्थात् 'टिड्डी' नुमा हो जाती है।

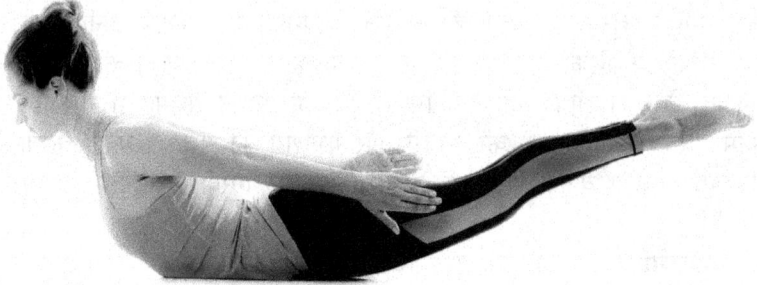

विधि- जमीन पर पेट के बल लेट जाएं। दोनों हाथ को अपनी जांघों के नीचे रखें। चिन या ठुड्डी जमीन को स्पर्श करती रहे। दोनों पैर के पंजे तने और परस्पर आपस में मिले रहें। उसके बाद श्वास अन्दर भरते हुए कमर के ऊपरी और निचले भाग को उठाते हुए साथ-साथ अपने कन्धे, गर्दन और सिर को भी उठाएं। शरीर का समस्त भार हमारे हाथों पर होगा। हम यह प्रयास करेंगे कि हमारी जंघाएं ज्यादा-से-ज्यादा उठें। जितनी देर आप आसानीपूर्वक सांस रोक कर इस आसन में रुक सकते हैं, रुकें और फिर धीरे-धीरे श्वास छोड़ते हुए जमीन पर वापस आएं। यह इस आसन का 1 चक्र पूरा हुआ। इस आसन का कम-से-कम 3-5 बार अभ्यास करें।

लाभ व प्रभाव- इस आसन के अभ्यास से हमारी नाभि स्वत: अपने स्थान पर बनी रहती है, जिससे व्यक्ति नाभि सरकने वाले दोषों से बचता है। हमारा सीना व कन्धे चौड़े और बलिष्ठ हो जाते हैं। यह आसन पाचनतंत्र और पृष्ठ भाग को मजबूत बनाता है। स्त्रियों के मासिक धर्म की परेशानियां और गर्भाशय के दोष दूर करता है तथा गर्भधारण में सहायता करता है। आंत, गुर्दा और पेनक्रियाज ग्लेण्ड को सक्रिय करता है। वीर्य दोष जैसे विकार दूर होते हैं।

सावधानियां- हृदय रोगी, उच्च रक्तचाप, अल्सर व हार्निया के रोगी इसका अभ्यास न करें।

विशेष- यह योग का थोड़ा कठिन आसन है, इसको करते वक्त जल्दबाजी न करें।

योग : स्त्रियों के लिए

13. हलासन

योगियों ने इस आसन का नाम –'हलासन' इसलिए रखा है, क्योंकि इसे करते वक्त हमारे शरीर की मुद्रा 'हल' के समान हो जाती है, इसलिए इसे 'हलासन' कहा जाता है।

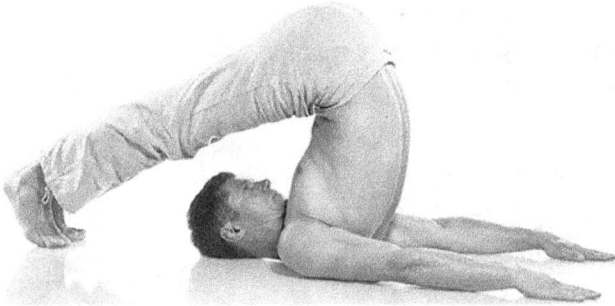

विधि–सबसे पहले पीठ के बल लेट जाएं। दोनों पैरों को बिना घुटने मोड़े एक साथ उठाएं और धीरे-धीरे उन्हें बिलकुल ऊपर तक उठा लें। फिर नितम्ब सहित कमर को भी पैरों के साथ ही उठाते हुए पैरों को बिलकुल सिरे के पीछे ले जाएं। पैर के अंगूठे व उंगलियां जमीन को स्पर्श करें। इस पूरी प्रक्रिया में घुटने नहीं मुड़ने चाहिए और हमारे श्वास की गति सामान्य रहनी चाहिए। जितनी देर हम सरलतापूर्वक इस आसन में रुक सकते हैं, रुकें। न रुक पाने की अवस्था में धीरे-धीरे टांग को ऊपर उठाते हुए सीधा करें और फिर जमीन पर वापस आ जाएं। नये साधक कम-से-कम 10 सेकेंड तक इस आसन में रुकने का प्रयास करें। अभ्यास होने पर 2-3 मिनट तक भी रुक सकते हैं। इसका अभ्यास एक बार ही करें। आसन खत्म होने के बाद शवासन जरूर करें।

लाभ व प्रभाव–यह आसन मधुमेह, यकृत, प्लीहा और पेट के रोगों के लिए अत्यन्त उपयोगी है। इससे मेरुदंड सबल और लोचदार बनता है। बालों के लिए, चेहरे पर लालिमा, आंखों के रोगों के लिए यह रामबाण का काम करता है। यह आसन लंबी अवधि तक युवावस्था को बनाए रखने में सहायक है। यह आसन थायराइड, पैराथायराइड ग्रन्थियों की कार्यक्षमता बढ़ाता है। यह आसन दमा, श्वास संबंधी रोग, तपेदिक और महिलाओं से संबंधित सभी रोगों में लाभदायक हैं।

सावधानियां–स्लिप डिस्क, गर्दन दर्द, हृदय रोगी, उच्च रक्तचाप, हार्निया के रोगी इसका अभ्यास न करें। हालांकि यह आसन योग का थोड़ा कठिन आसन है, इसलिए अभ्यास करते वक्त धैर्य अवश्य रखें, अच्छा हो कि योग गुरु के सान्निध्य में अभ्यास करें।

14. उत्तानपादासन

विधि- पीठ के बल लेट जाएं। हथेलियां भूमि की ओर, पैर सीधे, पंजे मिले हुए हों। अब श्वास अन्दर भरकर पैरों को 1 फुट तक (करीब 30 डिग्री तक) शनै:-शनै: ऊपर उठाएं। कुछ समय तक इसी स्थिति में बने रहें। वापस आते समय धीरे-धीरे पैरों को नीचे भूमि पर टिकाएं, झटके के साथ नहीं। कुछ विश्राम कर फिर यही क्रिया करें। इसे 3-6 बार करना चाहिए। जिनको कमर में अधिक दर्द रहता हो, वे एक-एक पैर से क्रमश: इसका अभ्यास करें।

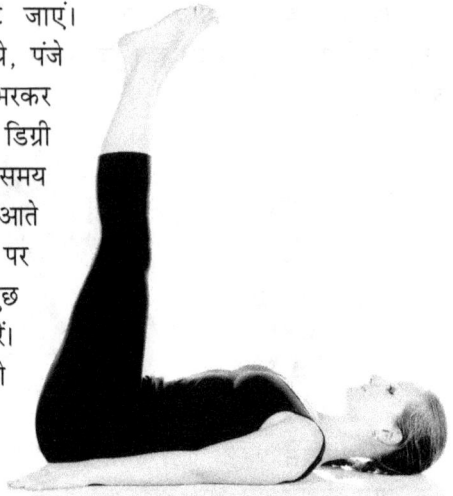

लाभ- यह आसन आंतों को सबल एवं निरोग बनाता है तथा कब्ज, गैस, मोटापा आदि को दूर कर जठराग्नि को प्रदीप्त करता है। नाभि का टलना, हृदय रोग, पेट दर्द एवं श्वासरोग में भी उपयोगी है। एक-एक पैर से क्रमश: करने पर कमर दर्द में विशेष लाभप्रद है।

15. पद्मासन

यह बहुत आसान और सरल आसन है। इससे शरीर की मुद्रा सही बनती है और ध्यान एकाग्र करने का यहीं से आरंभ होता है।

विधि- दण्डासन में बैठकर दायें पैर को बायें पैर की जंघा पर रखें। इसी प्रकार बायें पैर को दाहिनी जंघा पर स्थिर करें। मेरुदण्ड सीधा रखें। सुविधानुसार बायें पैर को दायीं जंघा पर स्थिर कर सकते हैं। दोनों हाथों की अंजलि बनाकर (बायां हाथ नीचे, दायां हाथ ऊपर) अंक (गोद) में रखें। नासिकाग्र अथवा किसी एक स्थान

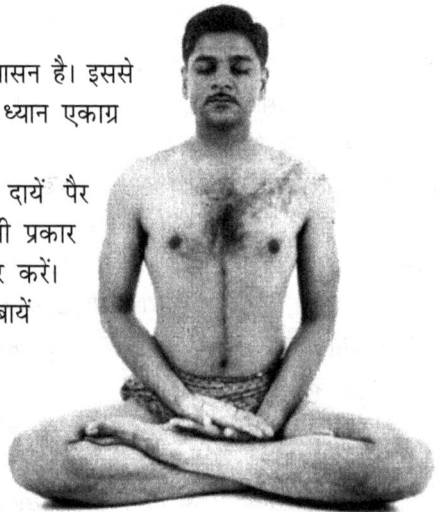

पर मन को केन्द्रित करके इष्टदेव परमात्मा का ध्यान करें। प्रारम्भ में 1-2 मिनट तक करें। फिर धीरे-धीरे समय बढ़ाएं।

लाभ - ध्यान के लिए उत्तम आसन है। मन की एकाग्रता एवं प्राणोत्थान में सहायक है, जठराग्नि को तीव्र करता है। वात व्याधि में लाभदायक है। यह आसन छात्रों के लिए बहुत अच्छा माना जाता है, क्योंकि इससे स्मरण शक्ति व एकाग्रता बढ़ती है। इसे करने से रात को नींद अच्छी आती है।

16. पश्चिमोत्तानासन

यह योगासन क्रिया करने से हमारे पेट की मांसपेशियां मजबूत होती है। बालक-बालिकाओं को यह आसन अवश्य करना चाहिए, क्योंकि यह आसन लंबाई बढ़ाने में सहायक है।

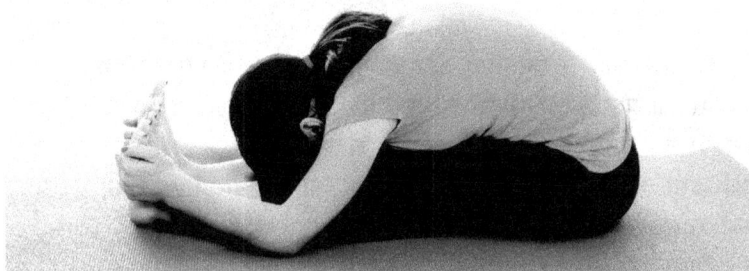

विधि- दण्डासन में बैठकर दोनों हाथों के अंगुष्ठों एवं तर्जनी की सहायता से पैरों के अंगूठों को पकड़ें। श्वास बाहर निकालकर सामने झुकते हुए सिर को घुटनों के बीच लगाने का प्रयत्न करें। पेट को उड्डीयान बन्ध की स्थिति में रख सकते हैं। घुटने-पैर सीधे भूमि पर लगे हुए तथा कोहनियां भी भूमि पर टिकी हुई हों। इस स्थिति में शक्ति के अनुसार 1-3 मिनट तक रहें। फिर श्वास छोड़ते हुए वापस सामान्य स्थिति में आ जाएं। इस आसन के बाद इसके प्रतियोगी आसन भुजंगासन एवं शलभासन करने चाहिए।

लाभ- पृष्ठभाग की सभी मांसपेशियां विस्तृत होती हैं। पेट की पेशियों में संकुचन होता है। इससे उनका स्वास्थ्य सुधरता है। 'हठयोग प्रदीपिका' के अनुसार यह आसन प्राणों को सुषुम्ना की ओर उन्मुख करता है, जिससे कुण्डलिनी-जागरण में सहायता मिलती है। जठराग्नि को प्रदीप्त करता है एवं वीर्य संबंधी विकारों को नष्ट करता है। कद-वृद्धि के लिए यह महत्त्वपूर्ण आसन है।

17. अर्धबद्ध पद्मा पश्चिमोत्तासन

यह योगासन रीढ़ प्रदेश और पेट की मांसपेशियों को दुरुस्त करने में आपकी सहायता करता है। यह आसन करने से पाचन तंत्र भी शानदार नतीजे देता है।

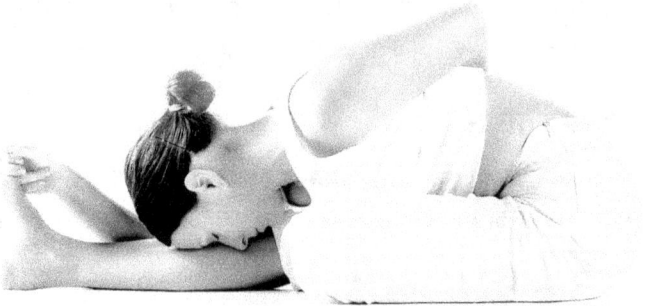

विधि : मैट पर बैठ जाएं और सामने की दिशा में दोनों पैरों को फैला लें। दायें पैर का पंजा सीधा खोल लें। बायां पैर आधा मोड़ लें। बायें हाथ के घुटने से बायें पैर का घुटना मिलाएं और हाथ से पैर के तलवों को पकड़े बीच से। दाहिना हाथ कमर के पीछे की तरफ ले जाए। मुंह को बायें पैर से छूने का प्रयास करें। लंबी सांस लेते रहें।

लाभ : पाचन तंत्र को बेहतर बनाने में सहायक।

18. चक्रासन

इस आसन में हमारे शरीर की आकृति चक्र अर्थात पहिएनुमा हो जाती है। इसलिए योगियों ने इसका नाम 'चक्रासन' रखा है।

विधि– पीठ के बल लेटकर घुटनों को मोड़ें। एड़ियां नितम्बों के समीप लगी हुई हों। दोनों हाथों को उल्टा करके कंधों के पीछे थोड़े अन्तर पर रखें, इससे सन्तुलन बना रहता है। श्वास अन्दर भरकर कटिप्रदेश एवं

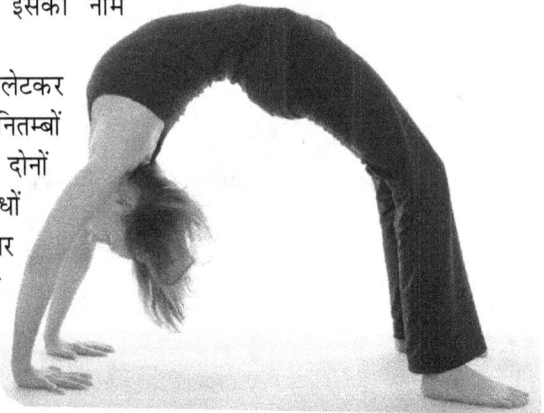

छाती को ऊपर उठाएं। धीरे-धीरे हाथ एवं पैरों को समीप लाने का प्रयत्न करें, जिससे शरीर की चक्र जैसी आकृति बन जाएं। ध्यान रहे, जितनी देर आप आसानीपूर्वक इस आसन में रुक सकते हैं, उतनी ही देर इस आसन में रुकें। आसन से वापस आते समय शरीर को ढीला करते हुए कमर भूमि पर टिका दें। इस प्रकार 3-4 आवृत्ति करें। सांस की गति सामान्य होनी चाहिए।

लाभ- रीढ़ की हड्डी को लचीला बनाकर वृद्धावस्था नहीं आने देता। जठर एवं आंतों को सक्रिय करता है। शरीर में स्फूर्ति, शक्ति एवं तेज की वृद्धि करता है। कटिपीड़ा, श्वासरोग, सिर-दर्द, नेत्र विकारों, सर्वाइकल एवं स्पोण्डोलाइटिस में यह विशेष हितकारी है। हाथ-पैरों की मांसपेशियों को सबल बनाता है। महिलाओं के गर्भाशय के विकारों को दूर करता है।

सावधानियां : हृदय रोगी, उच्च रक्तचाप के रोगी, कमजोर कलाई वाले, गर्भवती महिलाएं और स्त्रियों को मासिक धर्म के वक्त इसका अभ्यास नहीं करना चाहिए। यह योग का एक कठिन आसन है, इसलिए किसी योग गुरु के सान्निध्य में ही इसका अध्यास करना चाहिए।

19. मर्कटासन

विधि- सीधे लेटकर दोनों हाथों को कंधों के समानान्तर फैलाएं। हथेलियां आकाश की ओर खुली हों। फिर दोनों पैरों को घुटनों से मोड़कर नितम्ब के पास रखें। अब घुटनों को दायें ओर झुकाते हुए दायें घुटने को भूमि पर टिका दें। बायां घुटना दायें घुटने पर टिका हुआ हो तथा दायें पैर की एड़ी पर बायें पैर की एड़ी टिकी हुई हो। गर्दन को बायीं ओर घुमाकर रखें। इसी तरह से बायीं ओर से भी इस आसन को करें।

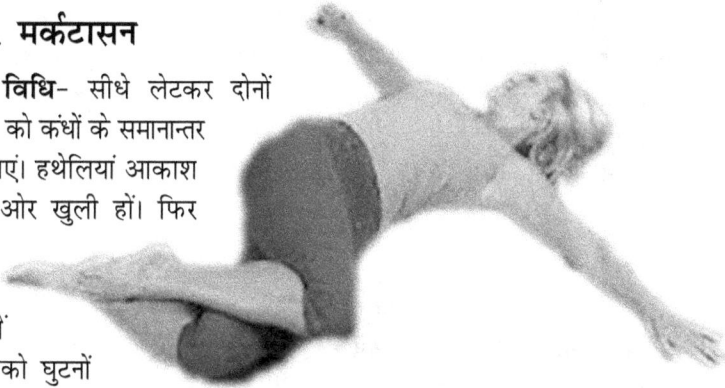

लाभ- कमर-दर्द, सर्वाइकल, स्पोण्डोलाइटिस, स्लिप डिस्क एवं सियाटिका में विशेष लाभकारी आसन है। पेट-दर्द, दस्त, कब्ज एवं गैस को दूर करके पेट को हल्का बनाता है। नितम्ब तथा जोड़ के दर्द में विशेष लाभदायक है। मेरुदण्ड की सभी विकृतियों को दूर करता है।

20. उष्ट्रासन

बीमारियों को ठीक करने की दिशा में यह योगासन बहुत ही महत्त्वपूर्ण भूमिका का निर्वाह करता है। विशेषकर सांस की बीमारियां ठीक करने में यह योगासन बहुत ही शानदार परिणाम देता है। इसे करने से सीना भी उन्नत अवस्था में नजर आता है, तो कमर का पिछला हिस्सा भी स्थिर दिखता है।

विधि- वज्रासन की स्थिति में बैठें। अब एड़ियों को खड़ा करके उन पर दोनों हाथों को रखें। हाथों को इस प्रकार रखें कि उंगलियां अन्दर की ओर तथा अंगूठा बाहर को हो। श्वास अन्दर भरकर सिर एवं ग्रीवा को पीछे मोड़ते हुए कमर को ऊपर उठाएं। अब श्वास छोड़ते हुए एड़ियों पर बैठ जाएं। इस प्रकार 3-4 आवृत्ति करें।

लाभ- यह आसन श्वसन-तन्त्र के लिए बहुत लाभकारी है। फेफड़ों के प्रकोष्ठ को सक्रिय करता है, जिससे दमा के रोगियों को लाभ होता है। सर्वाइकल, स्पोण्डोलाइटिस एवं सियाटिका आदि समस्त मेरुदण्ड के रोगों को दूर करता है। थायराइड के लिए लाभकारी है।

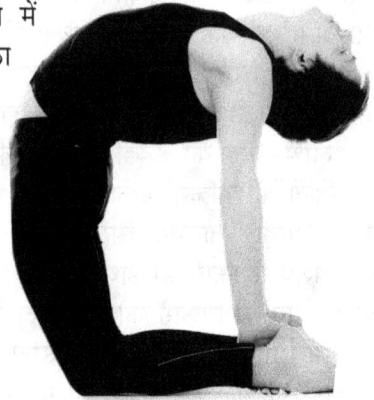

21. त्रिकोणासन

विधि- दोनों पैरों के बीच में लगभग डेढ़ फुट का अन्तर रखते हुए सीधे खड़े हो जाएं। दोनों हाथ कन्धों के समानान्तर पार्श्वभाग में खुले हुए हों। श्वास अन्दर भरते हुए बायें हाथ को सामने से लेते हुए बायें पंजे के पास भूमि पर टिका दें, अथवा हाथ को एड़ी के पास लगाएं तथा दायें हाथ को ऊपर की तरफ उठाकर गर्दन को दायीं ओर घुमाते हुए दायें हाथ को देखें। फिर श्वास छोड़ते हुए

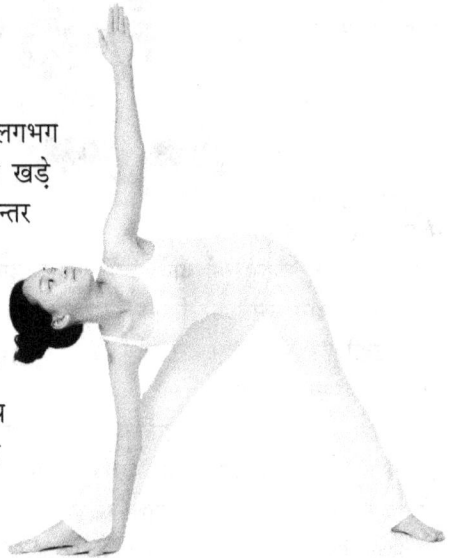

योग : स्त्रियों के लिए

पूर्व स्थिति में आकर इसी अभ्यास को दूसरी ओर से भी करें।

लाभ- कटिप्रदेश लचीला बनता है। पार्श्वभाग की चर्बी को कम करता है। पृष्ठांश की मांसपेशियों पर बल पड़ने से उनकी संरचना सुधरती है, छाती का विकास होता है। गर्दन दर्द और कमर दर्द भी दूर करने में सहायक है त्रिकोणासन।

22. परिव्रता त्रिकोणासन

यह योगासन करने से हमारे पैर, रीढ़ की हड्डी और शरीर के पृष्ठ भाग मजबूत बनते हैं। सांस लेने में होने वाली तकलीफ दूर होती है। कमर के निचले हिस्से में होने वाले दर्द, अस्थमा और बदहजमी के मामले में भी यह आसन काफी मददगार साबित होता है।

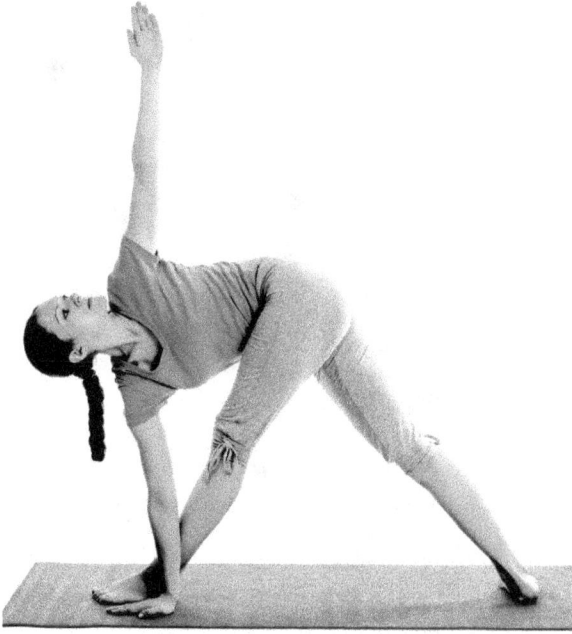

विधि : मैट पर सीधे खड़े हो जाएं। पैरों को आगे-पीछे खोल लें। अब एक हाथ भूमि पर रखें और दूसरे को उसी की सीध में आकाश की तरफ ले जाएं। नजर सीधी रखें। सांस धीमी रखें। हाथ को ऊपर-नीचे भी कर सकते हैं। पैरों की मुद्रा भी बदल सकते हैं।

लाभ : पैरों को मजबूत करता है यह आसन।

23. सिद्धासन

सिद्धों द्वारा सेवित होने से इसका नाम 'सिद्धासन' है।

विधि- भूमि पर बैठकर बायें पैर को मोड़कर एड़ी को सीवनी पर (गुदा एवं अंडकोश के मध्य भाग में) लगाएं। दायें पैर की एड़ी को मूत्रेन्द्रिय के ऊपर वाले भाग पर स्थिर करें। बायें पैर के टखने पर दायें पैर का टखना होना चाहिए। पैरों के पंजे, जंघा और पिण्डली के मध्य रहें। घुटने जमीन पर टिके हुए हों। दोनों हाथ ज्ञानमुद्रा (तर्जनी एवं अंगुष्ठा के अग्रभाग को स्पर्श करके रखें, शेष तीन उंगलियां सीधी रहें) की स्थिति में घुटने पर टिके हुए हों। मेरुदण्ड सीधा रहे। आंखें बन्द करके भ्रूमध्य में मन को एकाग्र करें।

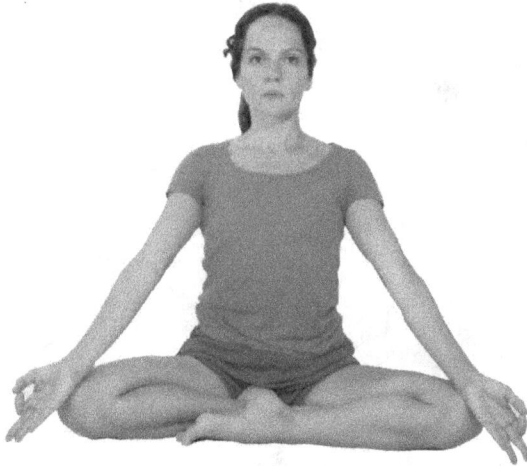

लाभ- ब्रह्मचर्य की रक्षा करके ऊर्ध्वरेता बनाता है। काम के वेग को शान्त कर मन की चंचलता दूर करता है। कुण्डलिनी-जागरण हेतु उत्तम आसन है। बवासीर तथा यौन रोगों के लिए लाभप्रद है। पाचन-शक्ति बढ़ती है, हृदय बलवान होता है, स्वप्नदोष, प्रमेह आदि धातु सम्बन्धी सब दोष नष्ट हो जाते हैं।

24. शीर्षासन

विधि- धोती या किसी लम्बे वस्त्र की गोलाकार गद्दी बनाएं। दोनों हाथों की अंगुलियों को आपस में डालकर कोहनी तक हाथ को जमीन पर टिकाएं। गद्दी को हाथों के बीच रखें। सिर का अग्रभाग गद्दी पर एवं घुटने जमीन पर

टिके हुए हों। अब शरीर का भार ग्रीवा एवं कोहनियों पर सन्तुलित करते हुए पैरों को भूमि के समानान्तर सीधा करें। अब एक घुटने को मोड़ते हुए ऊपर उठाएं, उसके पश्चात् दूसरे घुटने को भी ऊपर उठाकर मोड़कर रखें। अब मुड़े हुए घुटनों को क्रमश: एक-एक करके ऊपर उठाने की चेष्टा करें। प्रारम्भ में शीघ्रता नहीं करनी चाहिए। धीरे-धीरे पैर सीधे होने लगेंगे। जब पैर सीधे हो जाएं, तब आपस में मिलाकर प्रारम्भ में थोड़ा आगे की ओर झुकाकर रखें, नहीं तो पीछे की ओर गिरने का भय होता है। आंखें बन्द रहें, श्वास-प्रश्वास की गति सामान्य रहे।

जिस क्रम से पैर ऊपर उठे थे, उसी क्रम से उन्हें वापस पूर्व स्थिति में लाना चाहिए। अपनी प्रकृति के अनुकूल शीर्षासन के बाद शवासन करें या खड़े हो जाएं, जिससे रक्त का प्रवाह, जो मस्तिष्क की ओर हो रहा था, वह सामान्य हो जाएं।

समय- यह आसन 15 सेकेंड से आरम्भ करें। आधे घण्टे तक कर सकते हैं। अधिक अभ्यास किसी के सान्निध्य में करें। सामान्य अवस्था में 5-10 मिनट तक करना पर्याप्त है।

लाभ- इससे शुद्ध रक्त मस्तिष्क को मिलता है, जिससे आंख, कान, नाक आदि को आरोग्य मिलता है। पिट्युटरी एवं पीनियल ग्लैण्ड को स्वस्थ करके मस्तिष्क को सक्रिय करता है। स्मृति, मेधा एवं धारणा-शक्ति का विकास करता है।

पाचनतंत्र, आमाशय, यकृत को सक्रिय कर जठराग्नि को प्रदीप्त करता है। अन्त्रवृद्धि, अन्त्रशोथ, हिस्टीरिया एवं अण्डकोष वृद्धि, हार्निया, कब्ज, आदि रोगों को दूर करता है। थायराइड ग्लैण्ड को सक्रिय कर दुर्बलता और मोटापा दोनों को दूर करता है, क्योंकि थायराइड की क्रिया के अनियमित होने से ये दोनों व्याधियां होती हैं।

स्वप्नदोष, प्रमेह, नपुंसकता, वन्ध्यापन आदि धातु रोगों को नष्ट करता है। मुखमंडल पर ओज एवं तेज की वृद्धि करता है। असमय बालों का झड़ना एवं सफेद होना, इन दोनों ही व्याधियों को दूर करता है।

सावधानियां- जिनके कान बह रहे हों या कानों में पीड़ा हो, उन्हें यह आसन नहीं करना चाहिए। निकट दृष्टि का चश्मा हो या आंखों पर अधिक लालिमा हो, तब नहीं करें। हृदय एवं उच्च रक्तचाप तथा कमर दर्द के रोगी इस आसन को

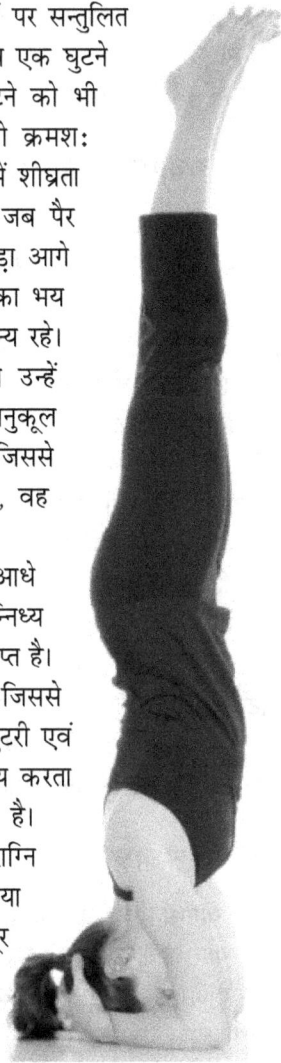

नहीं करें। भारी व्यायाम करने के तुरन्त बाद शीर्षासन न करें। इस आसन को करते समय शरीर का तापमान सम होना चाहिए। जुकाम, नजला आदि होने पर भी इस आसन को नहीं करें।

25. एकपाद शीर्षासन

यह योगासन करने से पेट के आसपास के अंगों की रक्त संचार पद्धति तो दुरुस्त होती है, साथ ही मेरुदंड मजबूत बनता है। इस आसन को करने से हीमोग्लोबीन भी बेहतर होने लगता है। साथ ही शरीर और मस्तिष्क भी शक्तिवान होने लगते हैं।

विधि : सावधान की मुद्रा में आएं। दोनों कंधों को सिर से ऊपर ले जाकर हाथों की उंगुलियां मिला दें। ताड़ासन की मुद्रा में खड़े हो जाएं। कमर सीधी रखें। सांस लेते हुए कंधों को ऊपर खींचें। कमर के सामने 90 डिग्री पर झुकें। दाहिने पैर का सन्तुलन बनाते हुए पैर को पीछे की ओर व हाथों को आगे लाएं। बाएं पैर को कंधे की सीध में रखें। पैर को भूमि पर टिकाएं। फिर सावधान की मुद्रा में आएं।

लाभ : हीमोग्लोबीन के स्तर को बेहतर करता है। बालिकाओं के लिए अति लाभदायक।

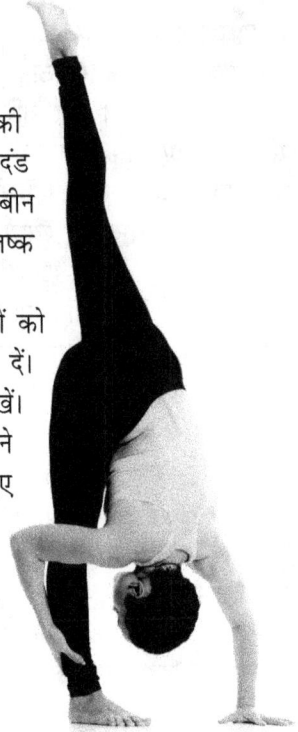

26. मत्स्यासन

योगासन की यह क्रिया गले की बीमारियां ठीक करने के साथ-साथ फेफड़ों में व्याप्त संक्रमण को भी ठीक करती है। गर्दन और बाजुओं की जकड़न को दूर करता है। इस आसन को करने से थायराइड और पैराथायराइड की ग्रंथियां बहुत लाभदायक स्थिति में पहुंच जाती हैं।

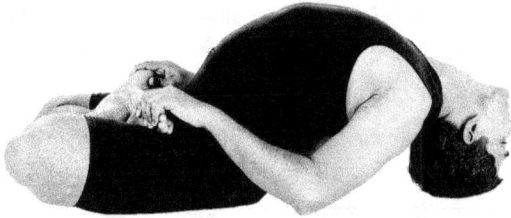

योग : स्त्रियों के लिए

विधि- पद्मासन की स्थिति में बैठकर हाथों से सहारा लेते हुए पीछे कोहनियां टिकाकर लेट जाएं। हथेलियों को कन्धे से पीछे टेककर उनसे सहारा लेते हुए ग्रीवा को जितना पीछे मोड़ सकते हैं, मोड़ें। पीठ और छाती ऊपर उठी हुई तथा घुटने भूमि पर टिके हुए हों। हाथों से पैर के अंगूठे पकड़कर कोहनियों को भूमि पर टिकाएं। श्वास अन्दर भरकर रखें। आसन छोड़ते समय जिस स्थिति में शुरू किया था, उसी स्थिति में वापस आएं या कन्धे एवं सिर को भूमि पर टिकाते हुए पैरों को सीधा करके शवासन में लेट जाएं।

लाभ- गले, छाती, पेट के लिए उत्तम आसन है। आंतों को सक्रिय करके कब्ज की निवृत्ति करता है। थायराइड, पैराथायराइड एवं एड्रिनल को स्वस्थ बनाता है। सर्वाइकल पेन या ग्रीवा की पीछे की हड्डी बढ़ी हुई होने पर लाभदायक है। दमा की बीमारी, नाभि टलना और गठिया ठीक होता है। फेफड़ों के रोगों-दमा-श्वास आदि की निवृत्ति करता है। योनि मजबूत बनती है, उसके विकार दूर होते हैं।

27. ताड़ासन

इस योगासन को करने से बच्चों की लंबाई बढ़ती है। पैरों की मांसपेशियां भी बलशाली होती हैं। घुटने, जांघों और जोड़ों में मजबूती होती है। इसे करने से नर्वस सिस्टम भी सक्रिय रहता है। गर्दन दर्द, कंधे की जकड़न, ऑस्टियोपोरोसिस, स्लिप डिस्क व जोड़ों के दर्द में भी फायदेमंद है। जब भी थकान महसूस हो तो इसे करके राहत महसूस कर सकते हैं। हड़बड़ाहट में कतई न करें। पैरों में भी तालमेल बनाये रखें।

विधि : ताड़ के वृक्ष की तरह बिलकुल सीधे खड़े हो जाएं। शरीर को कड़ा कर लें। सिर का भाग, पीठ, नितंब तथा पैरों की एड़ी सभी को एक सीध में रखें। दोनों हाथ नीचे एवं तने हुए रहें। पहले एक हाथ को कंधे की सीध में ही रखते हुए धीरे-धीरे उठाएं। फिर उसे सीधा कर लें। उंगलियां आकाश की ओर सीधी तनी रहें। इस क्रिया को फिर दूसरे हाथ से भी करें।

लाभ : लंबाई बढ़ाने में सहायक। बालक-बालिकाओं के लिए उपयोगी।

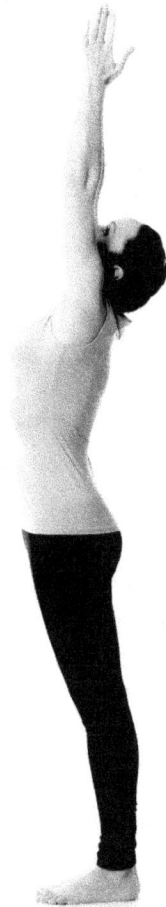

28. वीरभ्रदासन

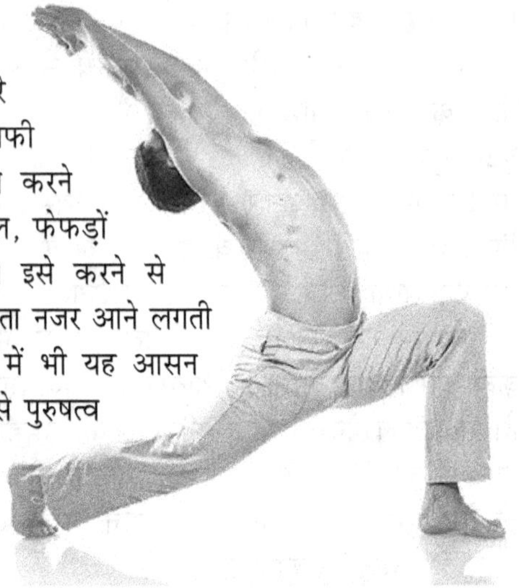

यह योगासन करने से हमारे पैर मजबूत होते हैं और उनमें काफी लचीलापन भी आ जाता है। इसे करने से हमारे शरीर के जोड़ों, वक्षस्थल, फेफड़ों और हाथों में मजबूती आती है। इसे करने से हमारे आंतरिक अंगों में भी सक्रियता नजर आने लगती है। ऑस्टियोपोरोसिस की बीमारी में भी यह आसन काफी मदद करता है। इसे करने से पुरुषत्व में वृद्धि तो होती है, हमारी क्षमता भी बढ़ती है।

विधि : इस आसन को करने के लिए सीधे खड़े हो जाएं। दोनों पैरों के बीच थोड़ा फासला रखें। अब सांस रोकें। हाथों को ऊपर करें। गहरी सांस छोड़े। अब बाएं पैर को आगे बढ़ाएं और दाएं पैर को 45 से 60 डिग्री का कोण बनाते हुए पीछे ले जाएं। शरीर को अच्छी तरह झुकाएं ताकि छाती छत की ओर उठे। इसके बाद दाएं पैर को बढ़ा कर आसन को दोहराएं।

लाभ : पैरों को मजबूत बनाता है तथा फेफड़ों-हाथों को शक्ति देता है।

29. वीरभद्रासन (क)

यह योगासन करने से आपके खड़े होने के ढंग एवं शारीरिक क्षमता में बहुत अंतर दिखने लगता है। आपका शरीर आकर्षक दिखने के साथ-साथ ऊर्जावान भी नजर आता है और पैरों, हाथों, जोड़ों एवं मांसपेशियों में शक्ति का संचार होने लगता है।

विधि : मैट पर खड़े रहें। अब बायां पैर आगे करें और उसे घुटने के बल मोड़ें।

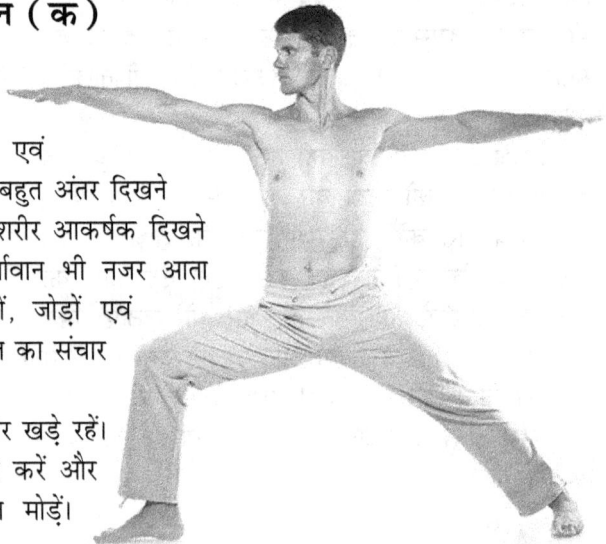

दाहिना पैर पीछे की तरफ ले जाएं। इसे सीधा रखें। अब दोनों हाथों को सीधे ऊपर ले जाकर नमस्कार की मुद्रा में जोड़कर रखें। नजरें हाथ की सीध में और सामने की तरफ रहें। लंबी सांस लें।

लाभ : यह आसन आपके शरीर को आकर्षक बनाता है।

30. वीरभद्रासन (ग)

यह योगासन करने से आपके पैरों को मजबूती मिलने के अतिरिक्त पेट के अंदर की मांसपेशियां भी शक्तिशाली बनती है। इससे शरीर में फुर्ती की वृद्धि होती है और याद्दाश्त तथा एकाग्रता में भी बढ़ोतरी होती है।

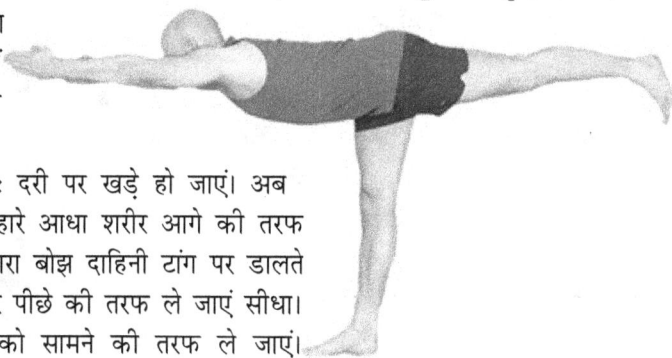

विधि : दरी पर खड़े हो जाएं। अब कमर के सहारे आधा शरीर आगे की तरफ झुका लें। सारा बोझ दाहिनी टांग पर डालते हुए बायां पैर पीछे की तरफ ले जाएं सीधा। दोनों हाथों को सामने की तरफ ले जाएं। नजर भूमि पर रखें और लंबी सांस लेते रहें।

लाभ : पेट एवं पैरों की मांसपेशियों को मजबूत बनाता है वीरभद्रासन।

31. अर्ध चन्द्रासन

यह आसन करने से हमारा शरीर काफी लचीला बनने लगता है तथा सभी अंगों में तालमेल भी स्थापित होने लगता है। इसे करने मात्र से जहां तनाव कम होता है, वहीं हमारा पाचन तंत्र बहुत अच्छा काम करने लगता है। यह आसन थायराइड के लिए भी लाभकारी होता है।

विधि : उष्ट्रासन की स्थिति में घुटनों के बल खड़े हो जाएं। दोनों हाथों को छाती पर रखें। सांस अंदर भरकर ग्रीवा एवं सिर को पीछे की ओर तान दें। यह

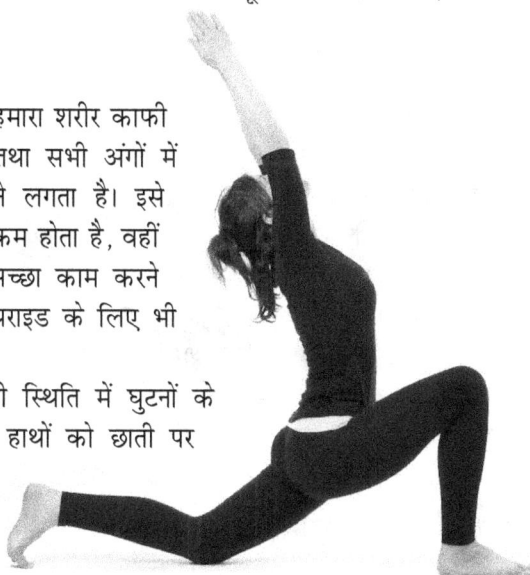

अर्धचन्द्रासन है। (जब सिर को पीछे झुकाते हुए एड़ियों पर टिका देते हैं, तो यह पूर्ण चंद्रासन हो जाता है।)

लाभः शरीर को फुर्तीला बनाता है।

32. उत्कटासन

यह आसन करने से हमारी इच्छाशक्ति तथा पाचन शक्ति में वृद्धि होती है। इसे करने से हमारी संक्रमण क्षमता भी बढ़ती है। उत्कटासन करने से आर्थराइटिस में तो फायदा होता ही है, साथ ही जोड़ों में होने वाला दर्द भी नियंत्रण में आने लगता है तथा बवासीर की भी निवृत्ति होती है। उत्कटासन को ब्रह्मचर्य के लिए भी उपयोगी माना जाता है।

विधि : भूमि पर पैर के बल ऐसे बैठें, जैसे शौच के लिए बैठा जाता है। उसके बाद पैरों की एड़ियों को भूमि से उठा लें। सिर्फ पैरों के पंजों के बल बैठ जाएं। नितंब दोनों पैरों की एड़ियों में रख कर सावधानी से शरीर को स्थिर रखें। दोनों हाथों के पंजों को मिला कर बांहों को टांगों पर सहजता से रखें। दृष्टि सामने हो।

लाभ : इच्छाशक्ति एवं पाचन शक्ति को मजबूत बनाता है।

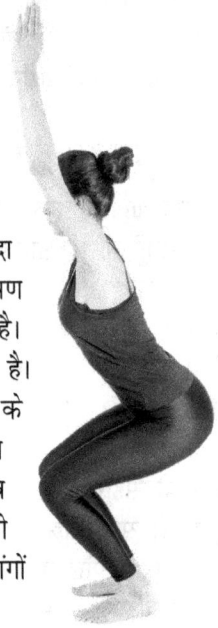

33. परिव्रता उत्कटासन

यह योगासन करने से आपकी कमर और सीने में जो थकान या खिंचाव रहता है, कम होता है। इससे आपके पैर मजबूत होते हैं, साथ ही आपका बीजकोष भी ठीक रहता है।

विधि : फर्श पर दरी बिछाकर उस पर खड़े हो जाएं। कमर को आगे की तरफ झुकाएं ताकि वजन आधे घुटने तक आए। फिर शरीर को, मुंह को मोड़ते हुए सूर्य की तरफ देखें। दोनों हाथों को मोड़ते हुए उन्हें नमस्कार की मुद्रा में ले आएं। दृष्टि हमेशा सूर्य की तरफ ही रहनी चाहिए।

लाभ : थकान को दूर करता है। तनाव भी कम करता है।

60 योग : स्त्रियों के लिए

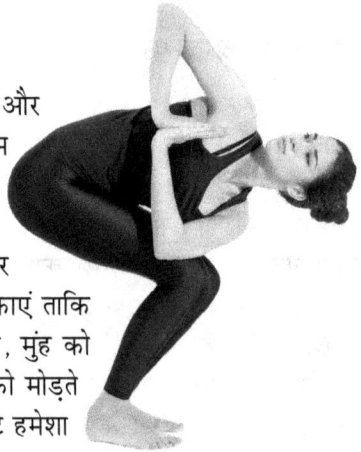

34. पादांगुष्ठा पद्मा उत्कटासन

यह योगासन करने से आपके टखनों में और पृष्ठभाग यानी कमर में लचीलापन दिखने लगता है। इसे करने से दिमाग में भी सक्रियता-सी होने लगती है और यह शरीर के अंगों में तालमेल स्थापित करवाने में सहायक भूमिका निभाता है।

विधि : दरी पर स्थिर मन से बैठ जाएं। बायें पैर के पंजे पर पूरे शरीर को साधने का प्रयास करें। बायां पैर दाहिने पैर के घुटने के ऊपर स्थित करें। अब दोनों हाथों को जोड़ लें बिलकुल नमस्कार जैसी मुद्रा में। सामने देखते रहें। पहले 30 सेकेंड के लिए करें। फिर समय बढ़ा सकते हैं। विपरीत अवस्था में भी कर सकते हैं।

लाभ : इसे करने से टखनों में लचीलापन आता है। बलिकाएं इसे जरूर करें।

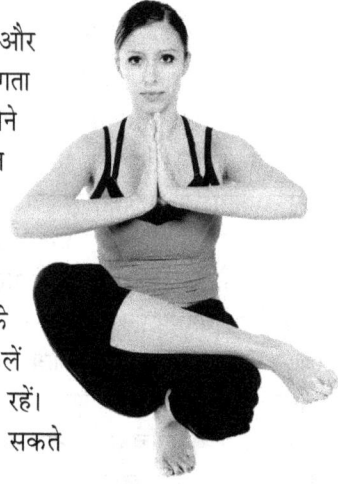

35. उत्तानासन

यह योगासन करने से हमारे लिवर और किडनी की क्रियाओं में काफी लाभ पहुंचता है। हमारी पाचन शक्ति में भी काफी मजबूती आती है, मानसिक शक्ति में बढ़ोतरी होती है और यह तनाव को कम करने में भी सहायक होता है। साथ ही हमें निराशा के भाव से भी मुक्त करता है।

विधि : सीधे खड़े हो जाएं। सांस लेते हुए हाथों को सिर के ऊपर ले जाएं। शरीर को ऊपर छत की ओर खींचें। कंधों को ढीला रखें। शरीर को आगे झुकाएं। पैरों को दृढ़ता से टिकाये रखें। सिर-गर्दन को जमीन पर आराम की मुद्रा में रखें। हिप्स को छत की ओर उठाएं। हथेलियों को पैर के दोनों तरफ लाएं। सांस छोड़ते हुए पार्श्व भाग को आगे ले जाएं। तलवों को जमीन पर दबाएं। इस मुद्रा को 1 मिनट करें।

लाभ : मानसिक शक्ति में वृद्धि तथा शरीर के आंतरिक अंगों को लाभ पहुंचाता है।

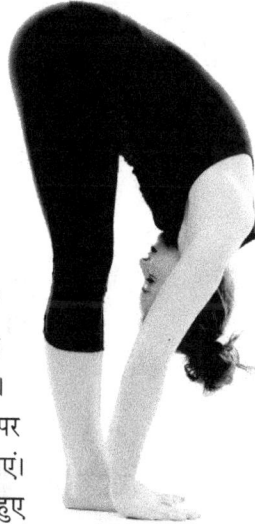

36. पादहस्तासन

यह योगासन हमारे पेट एवं कमर को स्वस्थ बनाने के साथ-साथ हमारी पाचन शक्ति को भी मजबूत करता है। सांस की समस्याओं से भी यह मुक्ति दिलाता है। रीढ़ की हड्डी को दुरुस्त रखता है, पृष्ठ भाग को मजबूत बनाता है तथा शरीर से चर्बी निकालने में भी मदद करता है। गैस से पीड़ित व्यक्तियों को यह आसन जरूर करना चाहिए।

विधि : यह आसन करने के लिए धीरे-धीरे अपने हाथों को ऊपर की तरफ ले जायें, सांस निकालते हुए कमर के आगे की तरफ झुकें। दोनों हाथों को दोनों पैरों के पंजों के नीचे रखें, टांगें सीधे रखें और सिर को घुटनों की ओर ले जाएं, कुछ देर इस स्थिति में रहें। फिर सांस लेते हुए सामान्य स्थिति में आ जाएं।

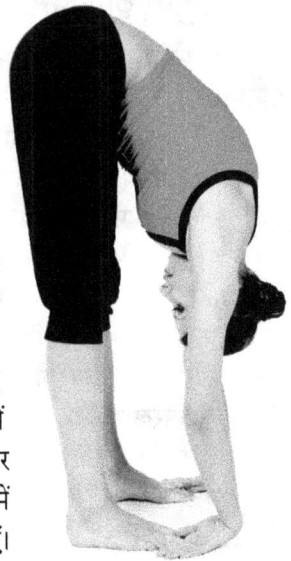

37. भेकासन

यह योगासन करने से हमारी जंघाओं, नितंबों, घुटनों और पिंडली की मांसपेशियों में नई ऊर्जा का संचार होता है। इसे करने से शरीर काफी स्फूर्तिवान और ऊर्जावान प्रतीत होने लगता है एवं घुटनों तथा पिंडली के दर्द में भी काफी आराम मिलता है।

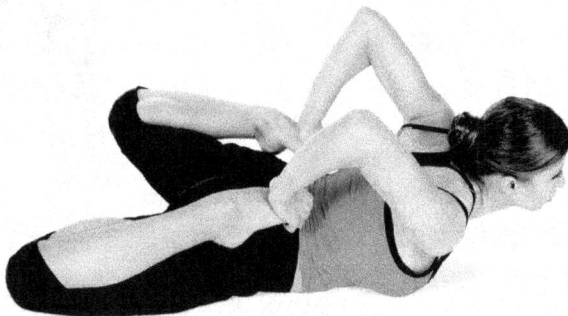

विधि : पेट के बल लेट जाएं। पैरों को पीछे की तरफ मोड़ें। फिर हाथों से पैरों को पकड़े। फिर धीरे-धीरे छाती और सिर को ऊपर उठाएं।

लाभ : शरीर को स्फूर्तिवान एवं ऊर्जावान बनाता है।

38. सेतु बंधासन

यह योगासन क्रिया हमारे शरीर में व्याप्त तनाव को कम करने के बहुत काम आती है। यह आसन करने से हमारे सीने, नितंबों, रीढ़ और जंघाओं को काफी हल्कापन महसूस होता है, साथ ही पेट की बीमारियों में भी लाभदायक है।

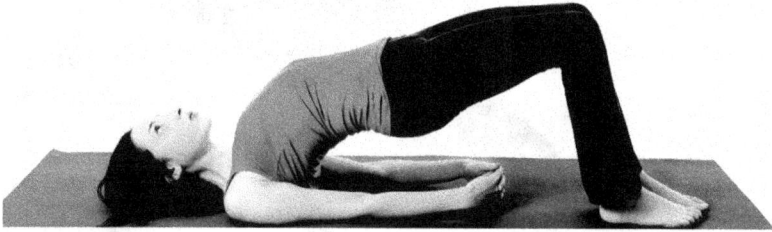

विधिः जमीन पर पीठ के बल सीधे लेट जाएं। दोनों पैरों को परस्पर मिला कर ऊपर की ओर उठाएं। दोनों कोहनियां जमीन पर जमाकर हाथों की सहायता कंधों से पैरों तक के भाग को ऊपर की ओर साधें। कमर को मजबूती से पकड़ें। दोनों पैरों को जमीन पर रखें। ऐसे में पेट, कमर, घुटने तथा जांघें ऊपर की ओर उठी रहनी चाहिए।

लाभ : तनाव को कम करता है। पेट को ठीक रखता है।

39. दंडासन

यह योगासन करने से आपके पैरों में मजबूती आती है, इससे आपके खड़े होने का ढंग भी बदलता है और पोश्चर (मुद्रा) आकर्षक होने लगता है। यही नहीं, आपके जो अंग निष्क्रिय से पड़े रहते हैं, उनमें भी सक्रियता दिखने लगती है।

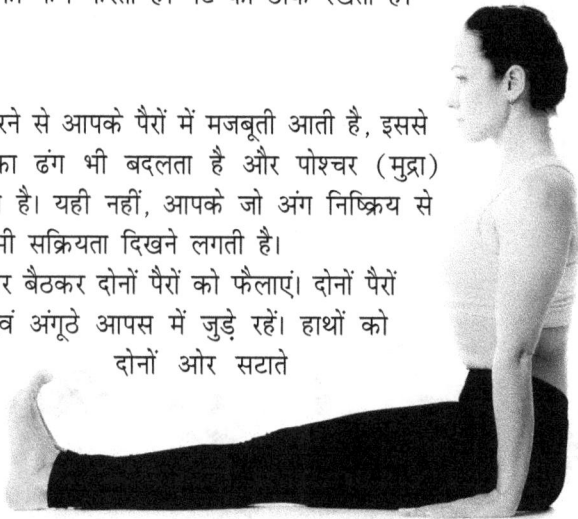

विधि : भूमि पर बैठकर दोनों पैरों को फैलाएं। दोनों पैरों की जंघाएं, घुटने एवं अंगूठे आपस में जुड़े रहें। हाथों को भूमि पर कमर के दोनों ओर सटाते हुए रखें। सीने को फैलाएं। कंधों को ताने। इस प्रकार सीधी तनी हुई अवस्था में आपके पैरों एवं मेरुदंड के बीच 90 डिग्री का कोण भी बन जाता है।

लाभ : निष्क्रिय पड़े अंगों को भी बेहतर काम करने लायक बनाता है।

40. द्विपादविपरीत दंडासन

यह योगासन करने से हमारे शरीर का पिछला हिस्सा काफी मजबूत होता है, साथ ही पूरे शरीर में एक नई तरह की ऊर्जा का भी आभास होता है। इससे पूरी रीढ़ में लचीलापन आने लगता है और हमारे अंदर नये तरह के आत्मविश्वास का भी प्रादुर्भाव होने लगता है।

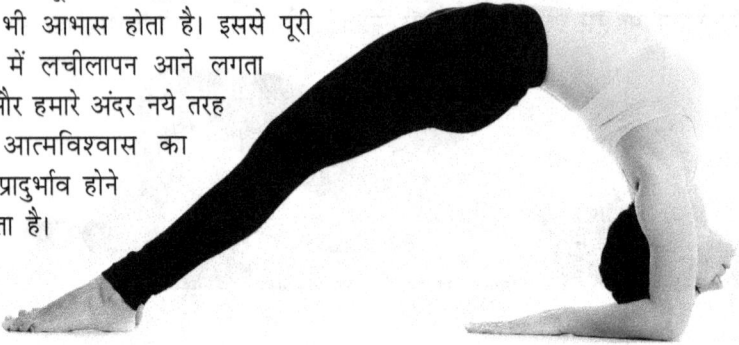

विधि : इसे करने के लिए आपको ऊर्ध्व धनुरासन भी करना आना चाहिए। आप अपनी भुजाओं पर सिर को केंद्रित करें, फिर शरीर को पीछे की दिशा में ले जाएं। इसके लिए यदि शीर्षासन करते हुए शरीर को झुकाएंगे तो उचित रहेगा।

लाभ : रीढ़ में लचीलापन लाता है और शरीर में नई ऊर्जा का आभास दिलाता है।

41. चतुरंग दंडासन

यह योगासन पेट को ठीक करने के लिए सर्वश्रेष्ठ परिणाम देनेवाला माना जाता है। इसे करने से हाथ और कलाइयां मजबूत होती हैं। यह आसन शरीर में निखार लाने और मांसपेशियों को सुदृढ़ बनाने के लिए भी उत्तम है, साथ ही इससे आपकी भुजाएं भी बलिष्ठ बनती हैं।

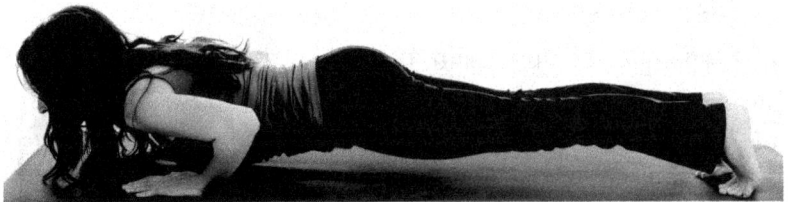

विधि : हाथों को कोहनी के नीचे रखें। कोहनी कंधे के नीचे रखनी हैं। नितंब आगे की तरफ झुकाएं। सभी मांसपेशियों को शरीर के बीच में स्थिर करें। यह एक तरह का दंड लगाने जैसी स्थिति होती है।

लाभ : पेट को ठीक रखने वाला सर्वश्रेष्ठ आसन। बालिकाओं, स्त्रियों व युवतियों के लिए लाभप्रद।

42. कपोतासन

यह योगासन क्रिया करने से जहां हमारे रीढ़ के आसपास का हिस्सा हल्का-सा प्रतीत होने लगता है, वहीं हमारी छाती में भी फैलाव आने लगता है। इसे करने से शरीर के पीछे की मांसपेशियां मजबूत होती हैं तथा गर्दन और पेट की क्रियाएं भी तीव्र होने लगती हैं।

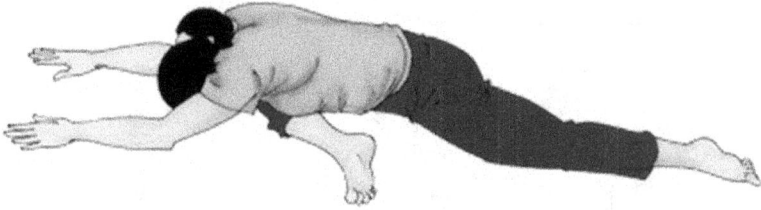

विधि : घुटनों और हथेलियों के सहारे मेज की मुद्रा में बैठ जाएं। अपने दाएं घुटने को मोड़ कर शरीर को बीचों-बीच लाने की कोशिश करें। दाएं पैर को बायीं दिशा में लाएं। बाएं पैर को धीरे-धीरे पीछे ले जाएं। इस अवस्था में बाएं पैर का ऊपरी हिस्सा जमीन से लगा होना चाहिए। पेट को धीरे-धीरे नीचे लाएं।

लाभ : छातियों को चौड़ा एवं बलशाली बनाता है।

43. एकपाद राजा कपोतासन

यह खूबसूरत-सा दिखने वाला योगासन सही संदर्भों में काफी मोहक और आकर्षक होता है। इसे करने से हमारा पूरा शरीर काफी मजबूत बनता भी है और दिखता भी है। इसे करने से हमारी हारमोनल अनियमिततायें भी ठीक होने लगती हैं।

विधि : इस तरह से कबूतरों का राजा बैठा करता है।

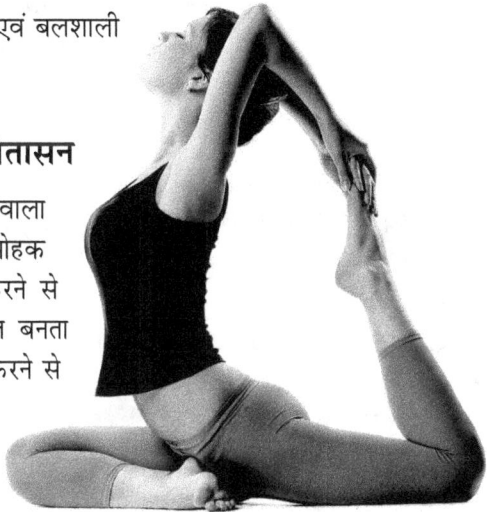

मैट पर बैठ जाएं। बाएं पैर को पीछे की ओर ले जाएं और उसे घुटने से मोड़ लें। दाहिना पैर भी घुटनों से मोड़ कर सामने जमीन पर लिटा लें। अब दोनों हाथों को पीछे ले जाएं और उससे बाएं पैर के पंजे को छुएं। मुंह को आगे भी रख सकते हैं और हाथों के मुड़ने के स्थान पर भी। बाद में इसे विपरीत दिशा में भी करें।

लाभ: इससे हमारा पूरा शरीर मजबूत और बलशाली बनता है। बालिकाओं के लिए अति लाभप्रद।

44. अंजयेनासन

यह योगासन करने से हमारी पिंडलियों के पृष्ठ भाग में तो लचीलापन आता ही है, साथ ही लिवर, गुर्दे तथा पीछे के मांसल भाग में भी थोड़ी शिथिलता-सी आने लगती है।

विधि : शरीर का सन्तुलन बनाये रखने के मामले में इसे सर्वश्रेष्ठ आसन कहते हैं। सबसे पहले वज्रासन में आराम से बैठ जाएं। फिर घुटनों के बल खड़े होकर पीठ, गर्दन, सिर, जांघों को सीधा करें। इस दौरान बायां हाथ बायीं जंघा पर ही रहेगा। फिर हाथों की हथेलियों को हृदय के पास नमस्कार मुद्रा में रखें। अब सांस अंदर खींचें। सिर पीछे झुकाएं। फिर कमर से पीछे झुकें। इस स्थिति में कुछ देर रहें।

लाभ : शरीर के पिछले हिस्से को मजबूत बनाता है।

45. बालासन

इस आसन को करने से मांसपेशियां मजबूत होती हैं और पेट की चर्बी घटती है।

विधि: घुटने के बल जमीन पर बैठ जाएं और शरीर का सारा भाग एड़ियों पर डालें। गहरी सांस लेते हुए आगे की ओर झुकें। आपका सीना जांघों से छूना चाहिए और अपने माथे से फर्श को छूने की कोशिश करें। कुछ सेकेंड इस अवस्था में रहें और वापस उसी अवस्था में आ जाएं।

लाभ: मस्तिष्क को शांत रखने में सहायक।

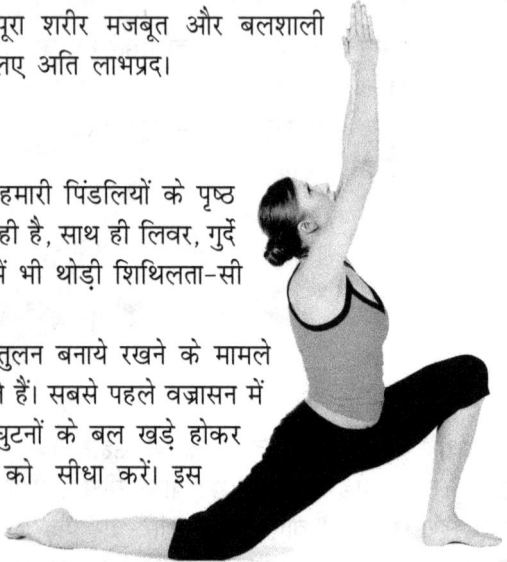

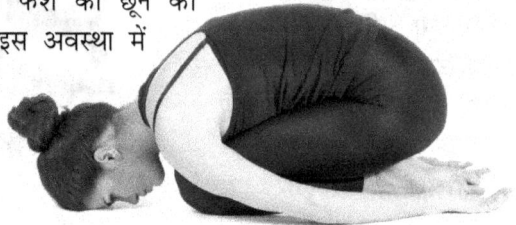

46. उथिता बालासन

यह योगासन करने से आपके नितंबों, घुटनों एवं जोड़ों का दर्द कम होता है।

विधिः फर्श पर दरी बिछा कर बैठ जाएं। दोनों घुटनों को मोड़ें और सारा वजन पंजों पर डालें। एक घुटने को फैलाएं। शरीर को आगे की ओर झुकाएं तथा हाथ

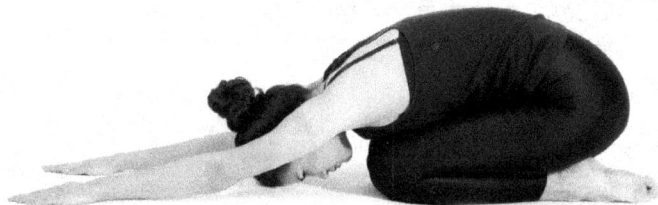

को फैलाते हुए भूमि से स्पर्श करें। ऐसा करेंगे तो लगेगा कि कमर का सारा भार हाथों में आ गया है। यह 30 सेकेंड या 1 मिनट के लिए भी किया जा सकता है।

लाभ : शरीर की थकान को दूर करता है।

47. मकरासन

मकर यानी मगरमच्छ। दो हिस्सों में किए जाने वाले इस आसन को योगासनों के बीच विश्राम करने के लिए किया जाता है।

विधि- यह आसन दो भाग में किया जाता है। पेट के बल लेट जाएं। फिर अपने दोनों हाथों को सामने की सीध में फैला दें। अब दोनों हाथों को मोड़ते हुए विपरीत दिशा की भुजाओं पर रखें। माथा दोनों हाथों पर टिका कर रखें। पैरों में लगभग 1 फुट का फासला होना चाहिए। शरीर को शव की भांति शिथिल छोड़ दें।

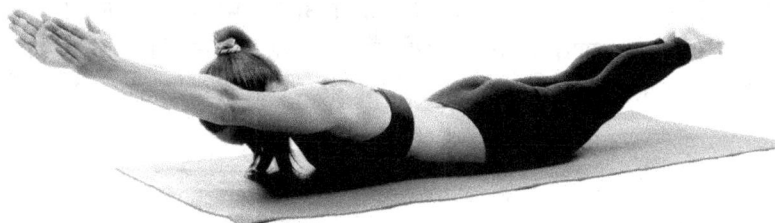

लाभ- यह विश्राम का आसन है। विश्राम में केवल शारीरिक ही नहीं, मानसिक रूप से भी व्यक्ति अपने-आपको हल्का अनुभव करता है। उच्च रक्तचाप, मानसिक तनाव एवं अनिद्रा से मुक्ति मिलती है। आसनों को करते समय बीच-बीच में विश्राम

के लिए इसको करना चाहिए। इससे पेट की आंतों की स्वाभाविक मालिश हो जाती है, जिससे वे सक्रिय होकर मन्दाग्नि आदि विकारों को दूर करती हैं। हाथों के 'पैसिव स्ट्रेचिंग कंडीशन' में होने से 'पैरा सम्पैथेटिक नर्व्ज' प्रभावित होती है, जिससे शरीर को शिथिल छोड़ने में सहायता मिलती है। हृदय को गुरुत्वाकर्षण के विरुद्ध कार्य न करने के कारण विश्राम मिलता है। अन्तःस्रावी ग्रन्थियां लाभान्वित होती हैं। यह आसन मेरुदण्ड में लचीलापन लाने में भी सहायक है।

48. जानु शिरासन

यह योगासन करने से लिवर, तिल्ली और गुर्दों के कार्यों में बहुत तेजी से सुधार आता है। यह आसन अवसाद से भी मुक्ति दिलाता है, साथ ही मस्तिष्क को भी शांत रखता है।

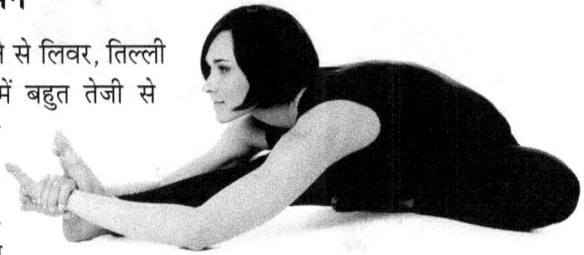

विधि : भूमि पर बैठकर टांगों को सीधा मिलाकर रखें। उसके बाद किसी एक पैर को हाथ से लेकर उसकी एड़ी को गुदा तथा अंडकोष के मध्य भाग में लगाएं। पैर को कैंची बना कर पकड़ें और सिर को झुकाकर उस टांग का स्पर्श करें। इस आसन को करने से गुदा तथा मूत्रेन्द्रिय को असाधारण लाभ होता है।

लाभ : अवसाद-निराशा से मुक्ति दिलाता है।

49. परिव्रत्ता जानु शिरासन

यह योगासन करने से आपकी रीढ़ के आस-पास का रक्त संचार ठीक रहता है, इससे पीठ के दर्द को भी काफी आराम मिलता है। पेट के अंदर स्थित अंगों में व्याप्त विषैले पदार्थों को भी यह आसन बाहर निकलने में सहायता करता है। साथ ही उन अंगों में नई ऊर्जा का भी संचार करता है।

68 योग : स्त्रियों के लिए

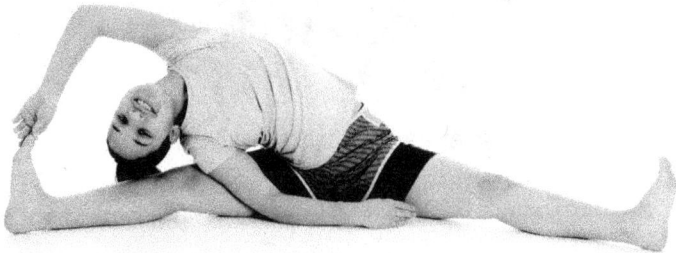

विधि : इस तरह से बैठें ताकि शरीर को मोड़ा जा सके। पैर को 45 डिग्री पर मोड़ें। बाएं पैर को नितंब के समीप रखें। दाहिना हाथ दाहिने पैर के पंजे को छुएं। बाएं कंधे को पीछे ले जाएं ताकि चेहरा आगे की ओर आ सके। ऊपर की ओर देखें। पैर को दोनों हाथों से पकड़े रहें। सांस की गति तेज करें। कुछ देर बाद इसी तरह दूसरी तरफ भी करें।

लाभः पेट के अंदर के विष को समाप्त करता है।

50. जानु शिरासन-स

यह योगासन करने से हमारे पैरों में सक्रियता तो आती ही है, साथ ही पेट के अंगों के काम करने की क्षमता में भी वृद्धि होती है। यह आसन हमारी पाचन क्षमता को बढ़ाता है, साथ ही जो लोग सिरदर्द, माइग्रेन, उच्च रक्तचाप या मधुमेह से पीड़ित रहते हैं, उनकी भी तकलीफ दूर करता है।

विधि : पैर फैला कर मैट पर बैठ जाएं। बायें पैर को पूरा फैला लें। दाहिने पैर को मोड़ें। ऐसा मोड़े ताकि उसका पंजा बायें पैर की जंघा के ऊपर सेट हो जाए। अब दोनों हाथों से फैले हुए बायें पैर की तरफ झुकिए। गहरी सांस लेते रहें-छोड़ते रहें। बाद में इसे विपरीत दिशा में भी करें।

लाभ : सिरदर्द, माइग्रेन तथा उच्च रक्तचाप से मुक्ति दिलाता है।

51. हनुमान आसन

यह योगासन पूरी तरह से भगवान श्री हनुमान को समर्पित है। इसे करने से सायटिका का दर्द तो ठीक होता ही है, साथ ही पैरों के विकार भी ठीक होने लगते हैं। साथ ही यह आसन करने से हमारी जांघों की मांसपेशियों में व्याप्त जकड़न भी ठीक होने लगती है।

विधि : दोनों घुटनों के बल बैठकर दोनों हाथों से अपनी भुजाओं को अच्छी

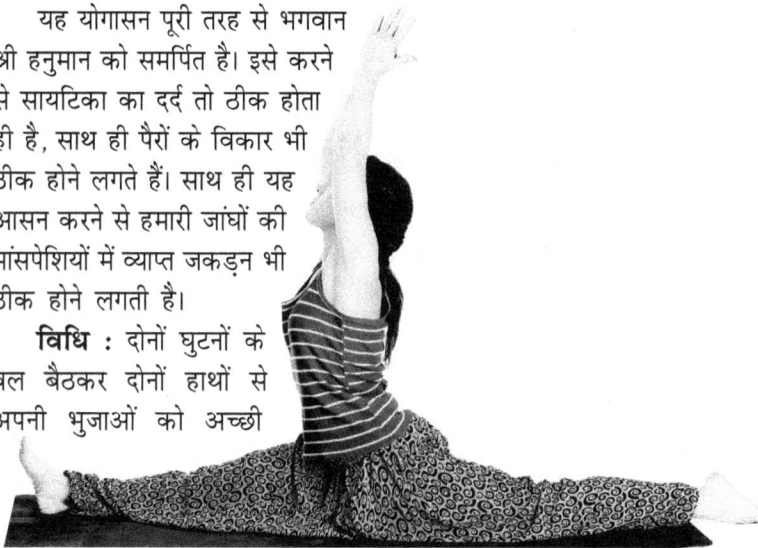

तरह से पकड़ें। दोनों हाथों को माथे के पिछले भाग में रखें। पीठ को सीधी रखते हुए छाती को आगे की ओर निकाल कर शांतिपूर्वक सांस लेते रहें।

लाभ : पैर के दर्द को दूर करने में सहायता करता है।

52. कुंभक आसन

यह योगासन क्रिया करने से हमारी भुजाएं और कलाइयां तो मजबूत होती ही है, साथ ही पेट की मांसपेशियों में व्याप्त जकड़न भी ठीक होती है। यह आसन करने से हमारे शरीर में आस्तिक ऊर्जा का भी संचार होता है, साथ ही मन भी हल्कापन महसूस करता है।

विधि : सांस को रोकने की क्रिया को 'कुंभक' कहते हैं। घुटनों तथा हाथों के सहारे झुकें। नाक से सांस लें। हाथों के सहारे शरीर को ऊपर-नीचे करना शुरू करें। ध्यान रहे, पैरों की मुद्रा एक जैसी ही रहेगी। फिर धीरे-धीरे ऐसा करते समय सांस को रोकने का भी प्रयास करते रहें।

लाभ : यह आसन करने से शरीर काफी हल्का महसूस करता है।

53. अधोमुख श्वानासन

यह योगासन करने से आपके शरीर में व्याप्त थकान दूर होती है। सांस की गति भी ठीक होने लगती है। इसे करने से आपके मस्तिष्क और शरीर में प्रवाहित होने वाला रक्त संचार भी ठीक रहता है। यह आसन उन महिलाओं के लिए बहुत ही अच्छा रहता है, जिनका स्वास्थ्य मेनोपाज के बाद से ठीक नहीं रहता है।

विधि : कुत्ते की तरह झुकी हुई अवस्था से सिर में परिसंचारण अच्छे से

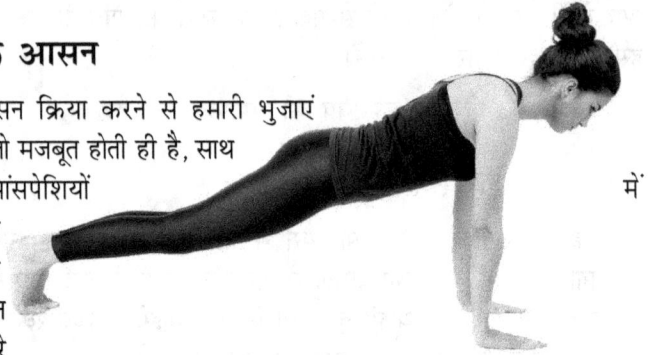

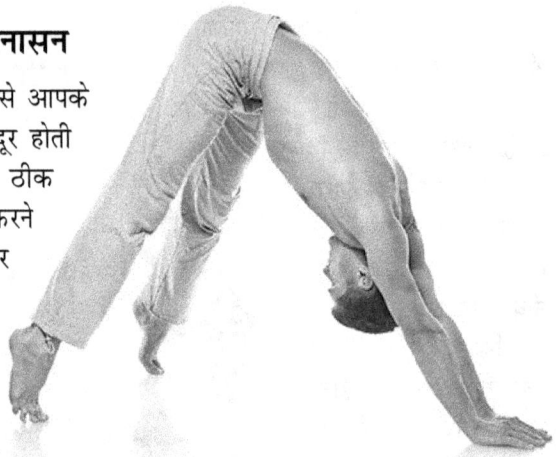

होता है। इसे करते समय शरीर का वजन पैरों के पीछे डालना चाहिए। बाजू और कलाई ढीली रखें। इसमें मेरुदंड झुकना नहीं चाहिए। मेरुदंड और हाथ को सीध में रखें। पैरों की स्थिति इस प्रकार हो कि पेडू के पास वी जैसी आकृति बने। घुटने-कोहनी को भी हमेशा ढीला रखें।

लाभ : थकान को दूर करने में मददगार।

54. ऊर्ध्वमुखशवासन

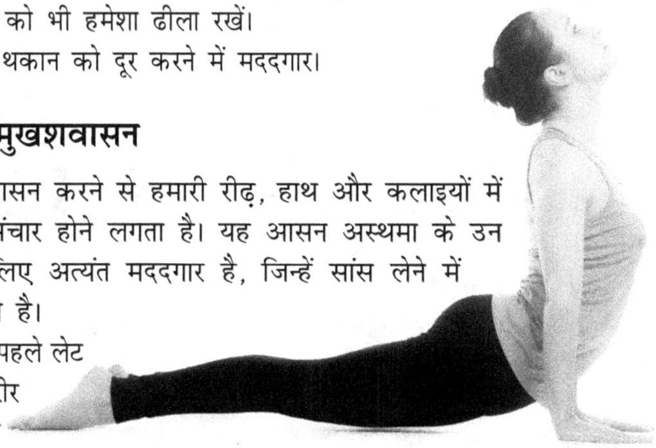

यह योगासन करने से हमारी रीढ़, हाथ और कलाइयों में शक्ति का संचार होने लगता है। यह आसन अस्थमा के उन मरीजों के लिए अत्यंत मददगार है, जिन्हें सांस लेने में परेशानी होती है।

विधि : पहले लेट जाएं। फिर शरीर के हिस्से को ऐसे उठाएं, जैसे लेटा हुआ कुत्ता बैठता है। कमर का हिस्सा थोड़ा ऊपर रखें। निचला हिस्सा जमीन से सटा रहे। घुटने जमीन को छुएं। हाथों के पंजे आगे की दिशा में रखें। कंधों को बीच-बीच में झुकाते भी रहें। इस दौरान छाती को भी ऊपर-नीचे करते रहें। घुटनों को मोड़े, फिर सामान्य अवस्था में आ जाएं।

लाभ : यह आसन हाथ और कलाइयों में नई शक्ति का संचार करता है।

55. योग निद्रासन

यह योगासन मांसपेशियों तथा रीढ़ के अंदर के दर्द एवं दोषों को ठीक करने में सहायक होता है। इससे हमारा पूरा शरीर स्वस्थ रहता है। उसे करने से हमारी पाचन क्रिया तो बेहतर रहती ही है, साथ ही पेट के अंग भी अच्छा काम करने लगते हैं।

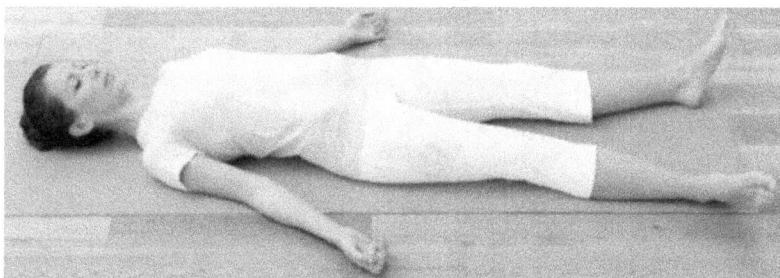

विधि : दोनों पैर लगभग 1 फुट की दूरी पर हों, हथेली कमर से 6 इंच दूर रहे और आंखें बंद। शरीर को हिलाना नहीं है। शरीर को शिथिल करें। पूरी सांस छोड़े और लें। कल्पना करें कि आप समुद्र किनारे योगनिद्रा कर रहे हैं।

लाभ : पेट को ठीक रखता है और शरीर को फिट।

56. बद्धकोणासन

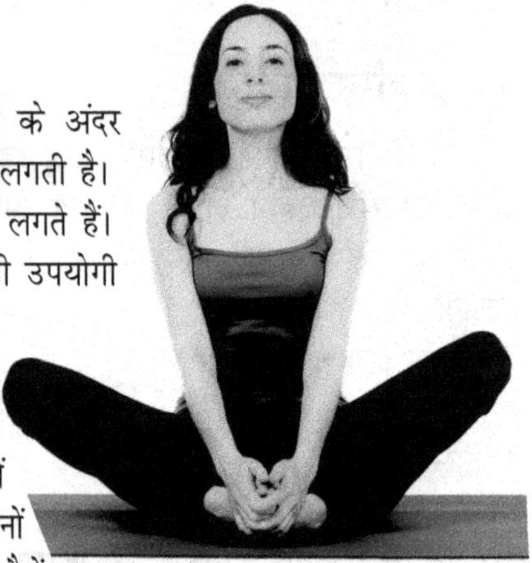

यह योगासन करने से हमारे पेट के अंदर स्थित मानव अंगों में उत्तेजना-सी आने लगती है। सभी अंग बेहतर तरीके से काम करने लगते हैं। यह आसन उन लोगों के लिए बहुत ही उपयोगी और लाभप्रद रहता है, जो सायटिका नामक रोग से पीड़ित हैं।

विधि : फर्श पर दरी बिछाकर बैठें। दोनों घुटनों को मोड़ते हुए दोनों पैरों के तलवे आपस में मिला लें। दोनों हाथों की उंगलियां भी इंटरलॉक करें। पैरों की उंगलियां हाथ से पकड़ें। तितली की तरह बैठ जाएं। बाजू को सीधा करें। पैरों को पास लाने का प्रयास करें ताकि शरीर तन जाए। गहरी सांस लें। सांस निकालते हुए कमर से आगे की ओर झुकें। प्रयास करें कि माथा जमीन से छू जाए। अगर ये न कर पाएं तो ठुड्डी से पैर को छू लें।

लाभः सायटिका ग्रस्त रोगियों के लिए काफी फायदेमंद है।

57. उपविष्ट कोणासन

यह आसन करने से हमारे पेट, बाजुओं और पृष्ठ भाग में व्याप्त जकड़न ठीक होने लगती है। हमारी ऊर्जा का स्तर भी बढ़ता है। मासिक धर्म की समस्याओं का निवारण भी इसी आसन में ही मिलता है।

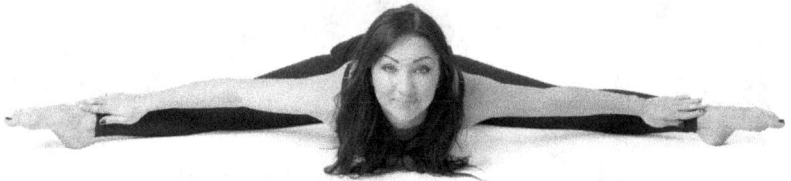

विधि : चटाई बिछा कर बैठ जाएं और अपनी टांगों को खोल   लीजिए।

इस मुद्रा में आपकी पीठ एकदम सीधी होनी चाहिए और टांगों के बीच 3-4 फीट का अंतर होना चाहिए। सांस लीजिए और अपने हाथों को ऊपर ले जाएं। बाजू सीधी रहें।

लाभ : हमारी ऊर्जा का स्तर बढ़ाने में सहायता करता है।

58. ऊर्ध्व उपविष्ट कोणासन

यह योगासन करने से हमारी ऊर्जा का स्तर काफी बढ़ने लगता है, साथ ही कमर दर्द में भी आराम मिलता है। शरीर में एक नये तरह के द्रव्य का भी संचार होने लगता है।

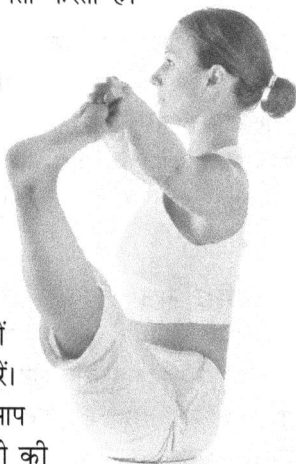

विधि : फर्श पर दरी बिछाकर दंडासन की मुद्रा में बैठें। पैरों को खोलकर फैला लें। फिर दोनों हाथों से पैरों के अंगूठे को छूने का प्रयास करें। ऐसा करने से कमर पर जोर पड़ेगा, लेकिन आप कर सकते हैं। ऐसा करने के पश्चात् सिर को आगे की तरफ झुकाने का प्रयास करें। लंबी सांस लें। फिर छोड़ें।

लाभ : शरीर में नये तरह के द्रव्य का संचार करता है, उत्साह बढ़ाता है।

59. सुप्तबद्ध कोणासन

यह योगासन हमारे पाचन तंत्र में आये तमाम तरह के दोषों को दूर करने के साथ-साथ तमाम तरह की अनियमितताओं का भी निवारण करता है। यह हमारे हृदय को स्वस्थ रखता है और तनाव भी दूर करता है।

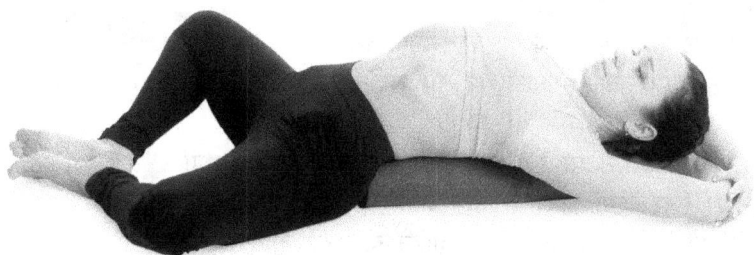

विधि : दरी पर सीधे बैठें। फिर लेट जाएं। पैरों को फैलाएं। घुटनों से मोड़ें और पंजों को आपस में मिला लें। हाथों को भी फैला लें। उन्हें खुला रखें। गहरी

सांस लें। आंखें बंद रखें। बीच-बीच में पैरों को खोल भी सकते हैं।

लाभ : पाचन तंत्र के दोषों को ठीक करता है और तनाव कम करता है।

60. मलासन

यह साधारण-सा दिखने वाला आसन मांसपेशियों, शरीर के अंदर के अंगों और रीढ़ के लिए बहुत ही लाभदायक होता है। इसके करने से पीठ का दर्द भी कम होता है, साथ ही गर्दन और पैर के निचले हिस्से में भी ऊर्जा एवं शक्ति का संचार होता है।

विधिः मल निकालते समय हम जिस अवस्था में बैठते हैं, उसे मलआसन कहते हैं। बैठने की यह स्थिति पेट और पीठ के लिए बहुत ही लाभदायक होती है। इसमें दोनों घुटनों को मोड़ते हुए मल त्याग करने वाली अवस्था में बैठ जाएं। फिर दाएं हाथ की कोहनी को दाएं घुटने पर टिकाते हुए दोनों हाथ को मिलाएं (नमस्कार मुद्रा)। उक्त स्थिति में कुछ देर रहने के बाद सामान्य मुद्रा में आ जाएं।

लाभ : रीढ़ के लिए लाभदायक।

61. एक पाद मलासन

यह योगासन करने से आपकी बाजुओं में तो शक्ति की बढ़ोतरी होती ही है, साथ ही इससे पेट की मांसपेशियों की कार्यक्षमता तथा आपकी मानसिक क्षमताओं में भी बढ़ोतरी होती है।

विधि : दरी पर खड़े हो जाएं। दाहिने पैर को हवा में उठाएं। फिर दोनों हाथों से उस दाहिने पैर को पकड़ें। बायें हाथ को पीछे ले जाना है और दाहिने हाथ को आगे से, फिर दोनों हाथों को आपस में जोड़ लें। दाहिनी टांग को दोनों हाथों के सहारे ऊपर उठा कर रखना है।

लाभ : इसे करने से आपकी भुजाएं बलवान होती हैं।

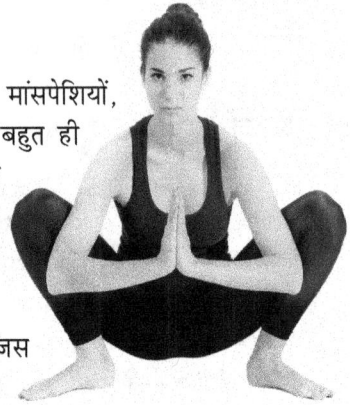

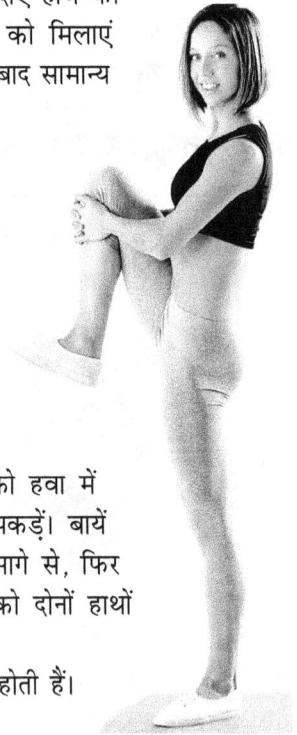

योग : स्त्रियों के लिए

62. तोलासन

यह योगासन आपकी भुजाओं, बाजुओं, कंधों और पेट के हिस्से को काफी मजबूत बनाता है। साथ ही इसके करने से आपकी आंखों की स्थितियां भी बेहतर होती है। आंख की तमाम तकलीफों का निदान इसी आसन में होता है।

विधि : यह एक तरह से शरीर को तराजू बनाने जैसी स्थिति होती है। पहले पद्मासन की मुद्रा में बैठ जाएं। फिर हाथ को जमीन पर रखकर उस पर शरीर का भार उठाने का प्रयास करें। ऐसा एक झटके से नहीं, धीरे-धीरे करें। शरीर के ऊपर हवा में आने पर गहरी-गहरी सांस भरें। फिर पैरों को नीचे करते हुए शरीर को जमीन पर स्थिर करें।

लाभ : आंखों को बेहतर बनाने में मददगार।

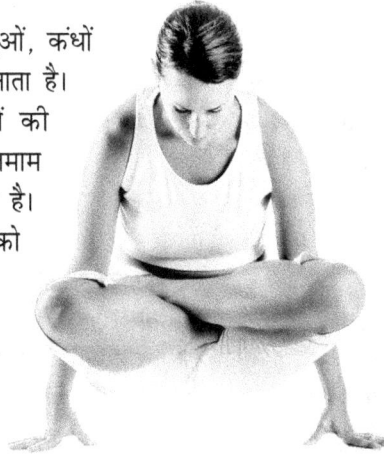

63. लोलासन

यह आसन करने से आपके अंदर का साहस, आत्मविश्वास और मानसिक सन्तुलन बेहतर रहता है। इससे आपके हाथ-कलाइयों और पेट की मांसपेशियां भी ठीक रहती हैं।

विधि : जमीन पर पद्मासन लगाकर बैठ जाएं और अपने दोनों हाथों की हथेलियों को अपने सामने की जमीन पर लगाकर अपने दोनों हाथों से संपूर्ण शरीर को ऊपर की ओर उठाएं।

लाभ : साहस एवं आत्मविश्वास बढ़ाने में सहायक।

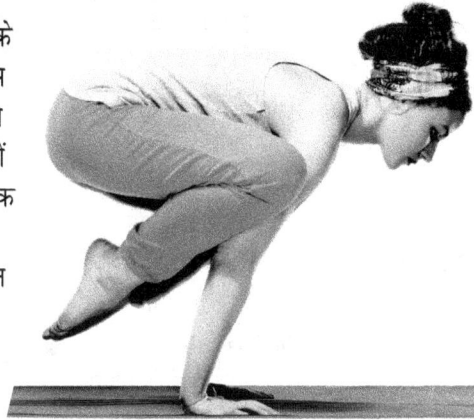

64. भारद्वाज आसन

यह योगासन क्रिया गर्दन, रीढ़ और बाजुओं में व्याप्त तनाव या थकान के लक्षणों को बहुत ही शानदार तरीके से दुरुस्त करता है। इससे रीढ़ भी ठीक रहती है। तनाव को दूर करने में बहुत बढ़िया काम करता है भारद्वाज आसन।

विधि : यह योगासन बालिकाओं के लिए बहुत ही उपयोगी है। दोनों घुटनों के बल सीधे बैठ जाएं। अपने नितंबों को पंजों पर रखने के बजाए जमीन पर रखें, जिससे पैर किनारे हो जाएं। दाहिने हाथ को बाएं घुटने पर रखें और शरीर को बायीं ओर मोड़ें। कुछ सेकेंड बाद सीधे हो जाएं। इस प्रक्रिया को दाएं घुटने पर बायां हाथ रखकर दोहराएं।

लाभ : तनाव दूर करने में यह आसन बहुत प्रभावी माना जाता है।

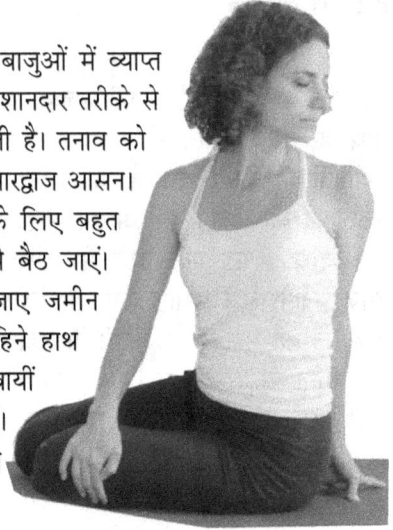

65. भुजा पीड़ासन

यह योगासन आपके शरीर में बेहतर तालमेल स्थापित करता है, साथ ही इससे आपकी कलाइयों, भुजाओं और कंधों को भी मजबूती मिलती है। इस आसन को करने से सायटिका और स्लिप डिस्क जैसी बीमारियां भी ठीक होती हैं।

विधि : फर्श पर दरी बिछाकर बैठ जाएं। फिर हाथों को फर्श पर रखें और स्वयं के भार को उठाएं। पैरों को आगे की तरफ ले जाएं और उन्हें आपस में जोड़ें। आप चाहें तो पहले पैरों को मोड़ सकते हैं और फिर शरीर का भार हाथों से उठा सकते हैं। आपकी दृष्टि पैरों पर ही रहनी चाहिए।

लाभ : कमर की बीमारियों से दूर रखने में सहायता करता है।

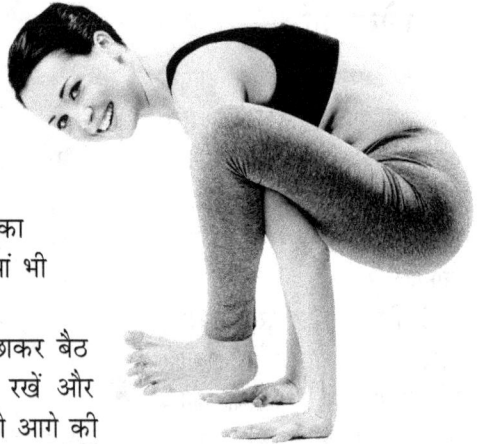

66. बकासन

यह योगासन आपकी भुजाओं और पेट के अंगों को मजबूत बनाता है। इससे शरीर में तालमेल, एकाग्रता और सामंजस्य बिठाने में सहायता मिलती है।

विधि : दोनों हाथों की हथेलियों को भूमि पर स्थिर करके घुटनों को कोहनियों से ऊपर भुजाओं पर स्थिर करें। सांस अंदर करके शरीर के भार को हथेलियों पर संभालते हुए धीरे-धीरे पैरों को भूमि से ऊपर उठाने की कोशिश करें। अभ्यास करते रहने पर बगुले जैसी स्थिति हो जाएगी।

लाभ : शरीर के अंगों में बेहतर तालमेल बनाता है।

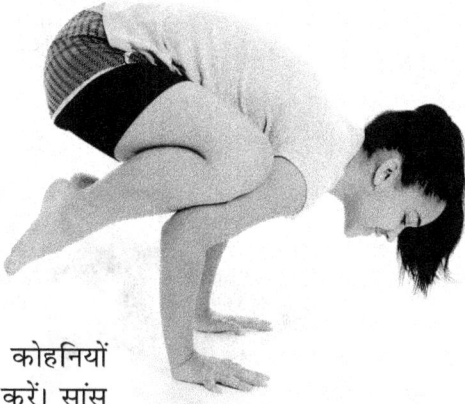

67. वशिष्ठासन

योगासन की यह क्रिया कलाइयों, बाजुओं, पेट और कंधों को मजबूती प्रदान करती है, साथ ही इस आसन को करने से पैरों में फुर्ती आती है और तालमेल का भाव भी विकसित होता है।

विधि : फर्श पर दरी बिछाकर बैठें। फिर बाएं हाथ को उठाएं। पैरों को खोलें। सारे शरीर का भार बाएं हाथ पर डालते हुए ऊपर उठाएं। दाहिना हाथ खोलें। फिर दाहिने पैर से दाहिना हाथ छुएं। लंबी सांस लें। कुछ देर बाद विपरीत दिशा में भी करें।

लाभ : पैरों में फुर्ती लाने में काफी मददगार रहता है।

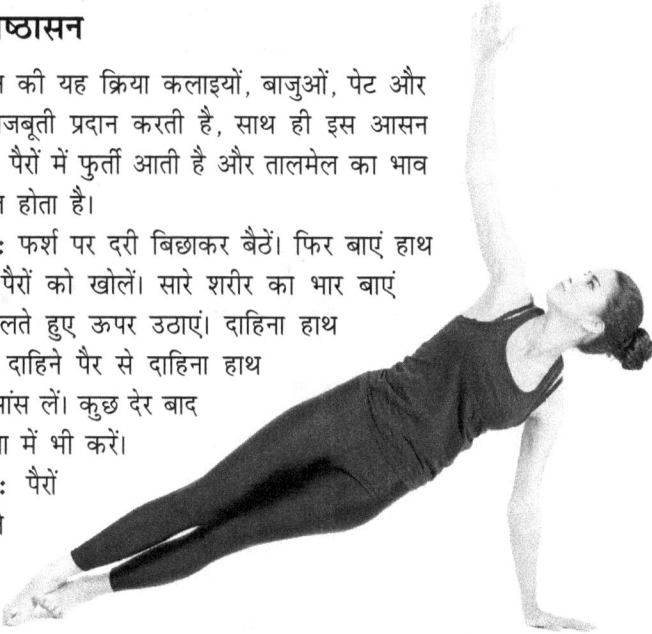

68. अष्टवक्रासन

यह आसन करने से आपकी भुजाओं, कलाइयों और कंधों में तो मजबूती आती ही है, साथ ही पेट की मांसपेशियों को भी शक्ति तथा ऊर्जा मिलती है। इस आसन को करने से न सिर्फ शारीरिक क्षमता विकसित होती है, बल्कि शरीर में लचीलापन आता है और धैर्य में भी वृद्धि होती है।

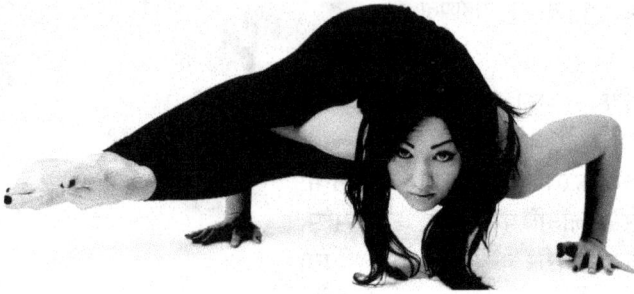

विधि : यह आपके शरीर को आठ कोणों में बदल देता है। फर्श पर लेट जाएं। दोनों पैरों को मोड़ते हुए आपस में शरीर की विपरीत दिशा में मिलाएं, उन्हें जोड़े आपस में। एक हाथ दोनों पैरों के बीच में रखें। अब सारे शरीर का भार दोनों हाथों पर डालते हुए ऊपर उठने का प्रयास करें और उठें। दृष्टि सामने रखें।

लाभ : शरीर में लचीलापन आता है और धैर्य बढ़ाता है। बालिकाएं इसे अवश्य करें।

69. टिट्बिासन

यह योगासन आपके शरीर में तालमेल स्थापित करने के बहुत काम आता है। इस आसन को करने से आपकी कलाइयां, हाथ, कंधे, शरीर का पृष्ठ भाग तथा पिंडलियां भी काफी मजबूत होती हैं।

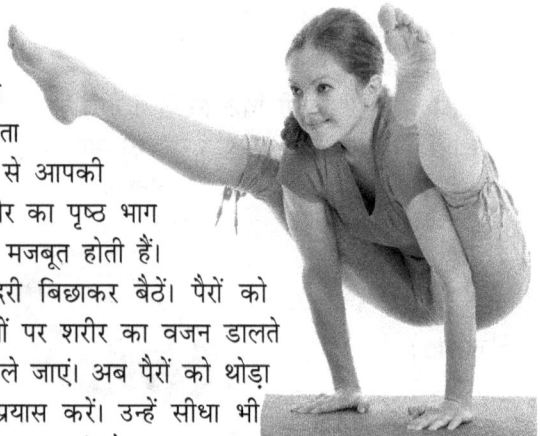

विधि : फर्श पर दरी बिछाकर बैठें। पैरों को खोलें। फिर अपनी बाजुओं पर शरीर का वजन डालते हुए उन्हें ऊपर की तरफ ले जाएं। अब पैरों को थोड़ा और ऊपर ले जाने का प्रयास करें। उन्हें सीधा भी रख सकते हैं। कोण भी बना सकते हैं।

लाभ : इससे पैरों की पिंडलियां मजबूत होती हैं।

70. एकपाद गल्वासन

यह आसन करने से आपकी भुजाओं में शक्ति का संचार होता है। बीज मजबूत होता है, साथ ही यह आसन करने से आपको मानसिक शक्ति भी मिलती है।

विधि : इसे 'उड़ती काली गाय का आसन' भी कहते हैं। दरी पर लेट जाएं। अब अपने हाथों पर शरीर का बोझ डालते हुए उठने का प्रयास करें। दृष्टि नीचे रखें। अब बाएं पैर को मोड़ते हुए दाहिने हाथ की कोहनी तक लाएं। गहरी सांस लेते रहें। फिर इसे विपरीत दिशा में भी करें।

लाभ : मानसिक शक्ति प्रदान करने में सहायक।

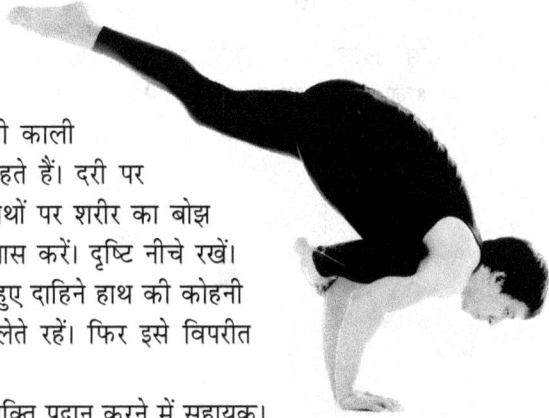

71. पार्श्व आसन

यह योगासन करने से भुजाओं, कलाइयों, कंधों और पेट के अंदर की मांसपेशियां काफी मजबूत होती हैं, साथ ही इससे आपका पेट भी सुडौल होता है, रीढ़ मजबूत होती है और तालमेल का भाव भी उत्पन्न होता है।

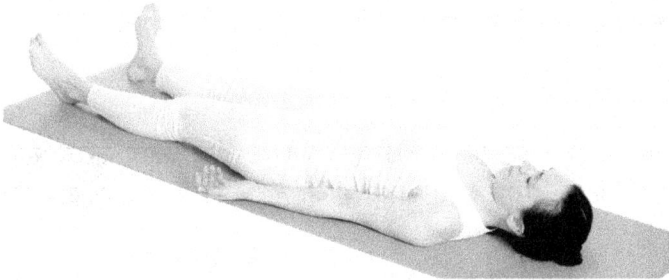

विधि : पवनमुक्त आसन का ही प्रकार है पार्श्व आसन। यह पीठ के बल लेट कर किया जाता है। शरीर को सामान्य स्थिति में बनाए रखें। दोनों कंधों और शरीर का ऊपरी भाग जमीन से स्पर्श करता हुआ होना चाहिए। इस आसन में प्रत्येक मुद्रा के साथ श्वास-प्रश्वास करते रहना है। अगर दोनों पैर सीने से लगे होने पर अधिक तनाव हो, तो पैरों को जमीन पर रखकर भी अभ्यास कर सकते हैं।

लाभ : इससे पेट सुडौल दिखने लगता है। बालक-बालिकाओं तथा स्त्रियों-पुरुषों के लिए लाभदायक है।

72. एकपाद कौंदित्यासन

यह योगासन क्रिया आपके हाथों और कलाइयों के बीच बेहतर तालमेल बनाता है। साथ ही भुजाओं एवं कंधों के बीच बेहतर सामंजस्य बिठाने का काम करता है। यह पेट की मांसपेशियों को भी दुरुस्त करता है।

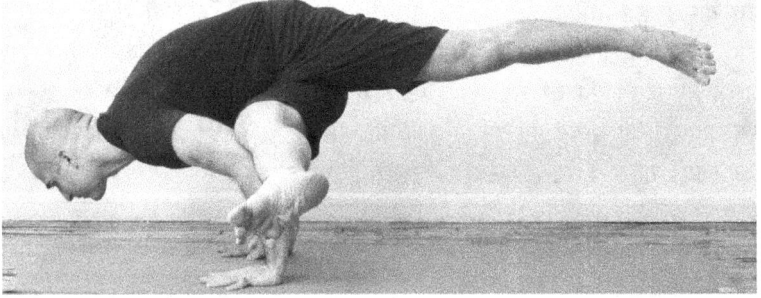

विधि : यह आसन एक पैर से ही किया जाता है। फर्श पर दरी बिछाकर लेट जाएं। फिर दोनों हाथों पर शरीर का भार उठाएं। मुंह को फर्श की तरफ ले जाएं। दोनों पैरों को सक्रिय करें। दाहिना पैर ऊपर की तरफ ले जाएं और बायां पैर नीचे की तरफ यानी मुंह की तरफ लाने का प्रयास करें। दृष्टि नीचे रखें। बाद में इसे विपरीत दिशा में भी करें।

लाभ : पेट की मांसपेशियों को दुरुस्त करने में सहायक।

73. मयूरासन

यह योगासन पेट के अंदर स्थित अंगों के बीच बेहतर तरीके से रक्त का संचार करता है। इससे हमारी पाचन शक्ति तो बढ़ती ही है, पेट और तिल्ली की

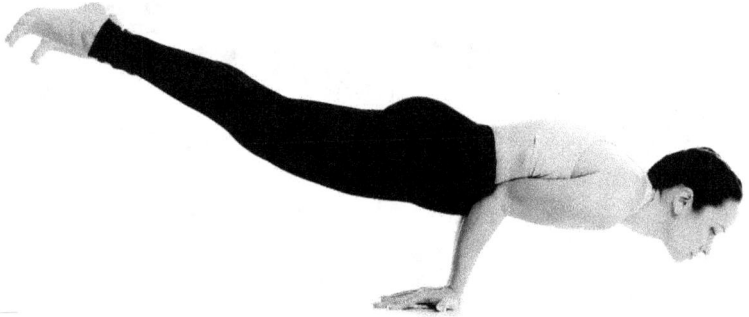

योग : स्त्रियों के लिए

दिक्कतें भी ठीक होती हैं। इस आसन को करने से शरीर में व्याप्त विष की मात्रा भी कम होती है।

विधि : मेज के पास सीधे खड़े हो जाएं। दोनों हाथ मेज की सतह पर जमाएं। दोनों कोहनी पेट के कोमल भाग पर जमा लें। फिर कोहनी और भुजा पर शरीर का भार डालते हुए जमीन से पैर उठाकर पीछे की तरफ ले जाएं। पूरे शरीर का भार कोहनियों-भुजाओं पर रखते हुए शरीर को ऊपर उठाएं।

लाभ : इसे करने से शरीर में व्याप्त विष की मात्रा में कमी आती है।

74. सुखासन

यह योगासन करने से हमारे शरीर के पिछले भाग में सक्रियता आती है, साथ ही जांघों की पेशियों में भी तनाव कम होता है। इसे करने से शरीर की थकान, मानसिक तनाव एवं शारीरिक शिथिलता भी काफी हद तक दूर होती है।

विधि : फर्श पर दरी बिछाकर ऐसे बैठें कि सीधी टांग की एड़ी बायीं जांघ के नीचे रहें और बायीं टांग की एड़ी दायीं जांघ के नीचे। दोनों हाथों को घुटनों पर रखें। सांस सामान्य ढंग से लें। रीढ़ की हड्डी, गर्दन और सिर एक सीध में

रहें। शरीर को अधिक न तानें। थकान हो तो टांगें बदल लें, लेकिन दृष्टि नाक की सीध में रहें।

लाभ: शरीर की थकान को दूर करता है।

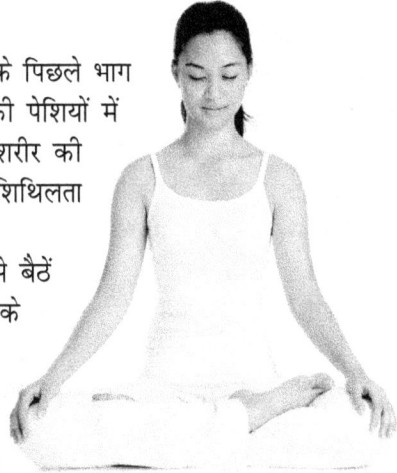

75. उथिता अंगुली सुखासन

यह योगासन करने से हमारे घुटनों तथा पंजों में चपलता बढ़ती है और वे पहले की अपेक्षा ज्यादा फुर्तीले हो जाते हैं।

विधि : दरी पर बैठ जाएं। फिर बायें घुटने को मोड़कर दाहिने घुटने की तरफ ले जाएं। बायां हाथ बायें घुटने पर रखें। दाहिने हाथ की उंगलियों

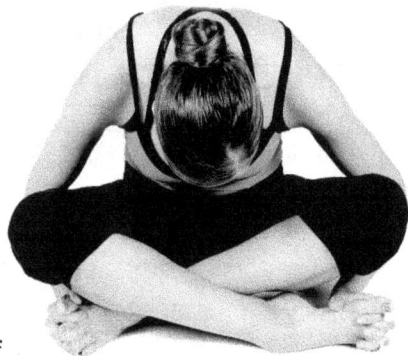

से बायें पैर के पंजे को स्पर्श करें। बाद में ऐसा ही विपरीत अवस्था में भी करते रहें। कभी-कभी दोनों हाथ की मुट्ठियां भींच कर भी कर सकते हैं।

लाभ : घुटनों एवं पंजों में चपलता लाता है।

76. क्रौंचासन

यह योगासन करने से आपके शरीर के पिछले हिस्से में गजब की सक्रियता देखने को मिलती है। इससे पैरों की पिंडलियों में ताकत आती है। फ्लैट पैर वालों की यह आसन बहुत मदद करता है।

विधि : फर्श पर दरी बिछाकर बैठ जाएं। घुटने नितंब की तरफ मोड़े ताकि पंजे नितंब के नीचे आ सकें। अब बायां पैर उठा कर सीधा करें। दोनों हाथों से उस उठे हुए पैर के पंजे को पकड़ें। इस दौरान आपका मुंह, पैर के घुटने के पास होना चाहिए। अब आराम से सांस छोड़ें। कुछ देर बाद इसे दूसरे पैर से करें।

लाभ : यह कमर को मजबूत एवं लचीला बनाने में मदद करता है।

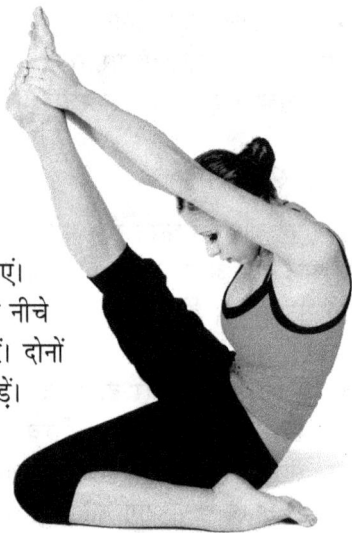

77. अर्ध पद्म क्रौंचासन

यह आसन पैरों के पिछले हिस्से में ऊर्जा भरने के लिए सहायक होता है। इसके करने से पिंडली और कमर के नीचे के हिस्से में काफी लचीलापन दिखाई देने लगता है।

विधि : मैट पर बैठें। दाहिने पैर को घुटने से मोड़े और बायें पैर को बिलकुल सीधा कर लें। दोनों हाथों से बायें पैर के तलवे को छूकर, लंबी सांस लें। चाहें तो दोनों हाथों को सीधी दिशा में भी रख सकते हैं, जो बायें पैर के बीच में रखकर सामने की तरफ जाएंगे। ऐसे में सिर की स्थितियां भी बदलेंगी। एक में सिर पैर को छुएगा, जबकि हाथ सामने होने पर सिर ऊपर की तरफ रहेगा।

लाभ : कमर के निचले भाग को काफी लचीला बनाता है।

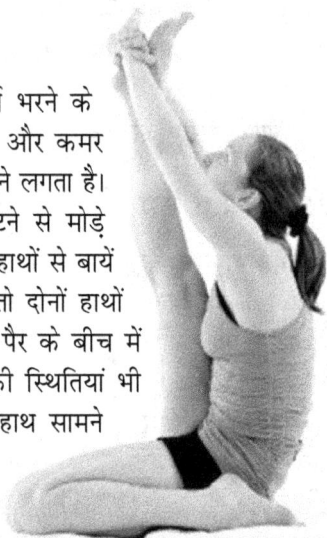

78. सुप्तवीरासन

योगासन की यह क्रिया करने से हमारी सामने की जंघाओं का तनाव कम होता है, साथ ही पेट के ऊपरी भाग की शिथिलता भी दूर होती है, इससे पैरों की थकान तो कम होती ही है, हमारी पाचन शक्ति में भी बढ़ोतरी होती है।

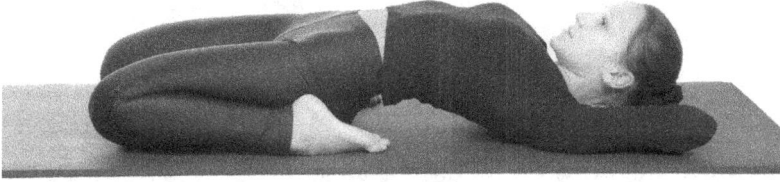

विधि : मैट पर लेट जाएं। दोनों पैर घुटनों से मोड़कर पीछे की तरफ ले जाएं। हाथ को फैलाएं और गहरी सांस ऐसे लें, जैसे आप सो रहे हैं। इसके लिए आप कमर के ऊपर के हिस्से को रखने के लिए तकिये का भी सहारा ले सकते हैं।
लाभ : पेट का मोटापा कम होता है। पाचन शक्ति भी बढ़ती है।

79. गर्भापिंडासन

यह योगासन करने से आपके शरीर एवं मन को काफी शांति मिलती है और ऊर्जा भी। इसे करने से पेट का मोटापा कम होता है और पेट की अन्य दूसरी बीमारियों से भी मुक्ति मिलती है।

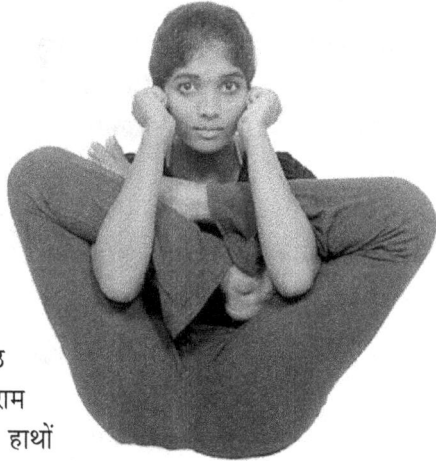

विधि : यह आसन करना थोड़ा कष्टकर होता है। मैट पर बैठ जाएं। दोनों पैर को मोड़े और आराम से जोड़ लें। पैरों के बीच से दोनों हाथों को निकालें और उन्हें मुंह की तरफ ले जाएं। मुंह से ही हाथ को चिपका लें और आंखों से बिलकुल सीध में देखते रहें। यह क्रिया 2 मिनट से ज्यादा न करें।
लाभ : पेट की बीमारियों से मुक्ति दिलाता है और पेट का मोटापा कम करता है।

80. मारीचासन-अ

यह योगासन करने से पैर के पिछले हिस्से की मांसपेशियों में आने वाला खिंचाव कम होता है। इसे करने से उन अंगों में भी रक्त का संचार तीव्रता से होने लगता है, जिनकी वजह से उन पर ऐंठन-सी होने लगती है।

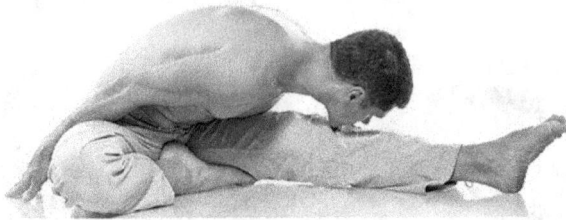

विधि : मैट पर बैठ जाएं। अब बायें पैर को खोलकर सीधा कर लें। दाहिना पैर घुटनों के बल मोड़ लें। दोनों हाथ कमर के पीछे ले जाएं और दोनों हाथ आपस में पकड़े रहने चाहिए। अब सिर को झुकाएं और मुंह से फैले हुए बायें पैर के घुटने को छूने का प्रयास करें। बाद में विपरीत दिशा में भी करें।

लाभ : इसे करने से पैरों में खिंचाव नहीं आता है।

81. मारीचासन-ब

यह योगासन क्रिया हमारी पाचन शक्ति के लिए सक्रिय अंगों को दुरुस्त रखने में सहायक होती है। मांसपेशियों के खिंचाव की वजह से कमर में यदि दर्द रहता है, तो यह योगासन उस दर्द को कम करता है।

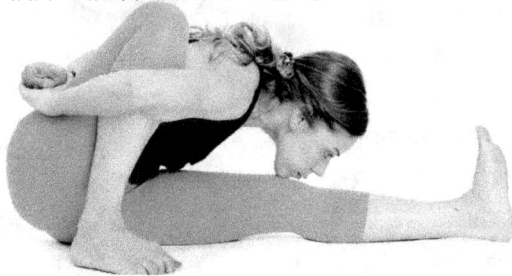

विधि : मैट पर बैठ जाएं। बायें पैर को घुटने के बल मोड़ लें और दाहिने पैर को ऐसा मोड़े ताकि उसका पंजा मुड़े हुए बायें पैर के नीचे आ जाए। अब दोनों हाथों को पीछे कमर के ऊपर की तरफ ले जाएं। दोनों हाथों से मुड़े पैर को भी जकड़ लें। चाहे तो मुंह से इसी अवस्था में भूमि को भी छू सकते हैं। बाद में विपरीत दिशा में भी करें।

लाभः मांसपेशियों के खिंचाव को कम करता है।

82. मारीचासन-स

यह योगासन करने से आपकी भुजाओं में शक्ति आती है, साथ ही कमर दर्द में भी बहुत आराम मिलता हैं। इसके करने से पेट के अंदर स्थित अंगों में भी स्फूर्ति आने लगती है।

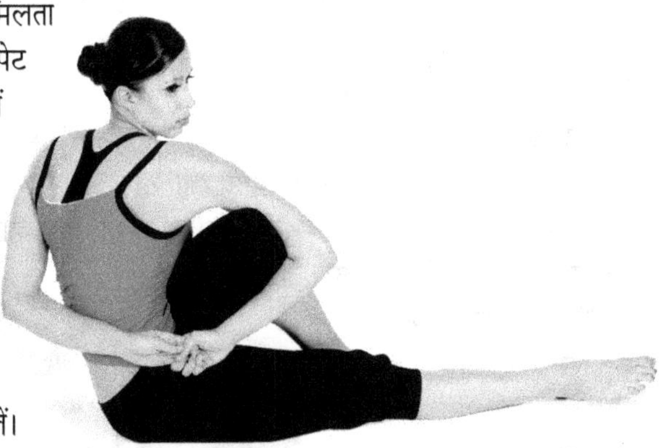

विधि : मैट पर पैरों को खोल कर सीधे बैठ जाएं। अब दाहिने पैर को घुटने के बल मोड़ लें। कमर को पीछे की तरफ मोड़े ताकि मुंह पीछे की तरफ आने लगे। बायें हाथ को कमर के पीछे ले जाएं, जो मुड़े पैर के घुटने के ऊपर से पकड़ता हुआ जाएं। दोनों हाथ पीछे से पकड़े रहें। नजरें हमेशा सीधी रहनी चाहिए।

लाभ : यह आसन हमारी भुजाओं को शक्तिशाली बनाता है।

83. पूर्वोत्तानासन

यह योगासन करने से हमारा पूरा शरीर प्रफुल्लित हो जाता है। इसे करने से हमारी भुजाओं, पेट, पैर, नाक में काफी सक्रियता का संचार होने लगता है, साथ ही हमारा सीना भी काफी खुला-खुला सा दिखने लगता है। इसे करने से मन स्थिर और शांत होता है।

विधि : मैट पर लेट जाएं। हाथ-पैर पूरे खुले रहने चाहिए। अब हाथों पर बोझ

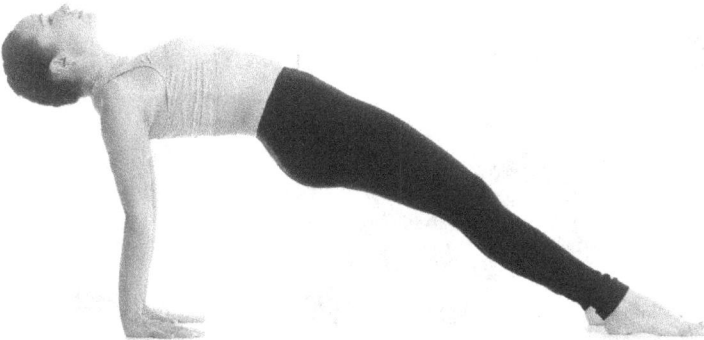

डालते हुए कमर और ऊपर के धड़ को ऊपर तक लाने का प्रयास करें। मुंह ऊपर की ओर रखें। इस क्रिया को बीच-बीच में ऊपर-नीचे भी करते रह सकते हैं।

लाभ : इसे करने से शरीर को नई ऊर्जा मिलती है।

84. सुप्त कूर्मासन

यह आसन करने से आपकी कमर के निचले हिस्से का दर्द ठीक हो जाता है। पेट के अंदर के अंग और स्नायुतंत्र भी ठीक से काम करने लगते हैं। इसके अलावा हमारे शरीर में मौजूद चर्बी की मात्रा भी कम होने लगती है, साथ ही कफ दोष से भी मुक्ति मिलती है।

विधि : यह एक तरह से सोते हुए कछुए की स्थिति बनाता आसन है। दरी पर बैठ जाएं। अब कमर को आगे तक झुकाएं ताकि सिर घुटनों तक आ जाएं। बायें हाथ से बायें पैर का पंजा पकड़ें और दाहिना हाथ पीछे से कमर पर लाएं। दोनों हाथों को आपस में जोड़ें। फिर पैरों को सिर के ऊपर से ले जाएं। हाथ मिलाएं रखें।

लाभ : पेट के अंगों को बेहतर काम करने के लिए प्रेरित करता है।

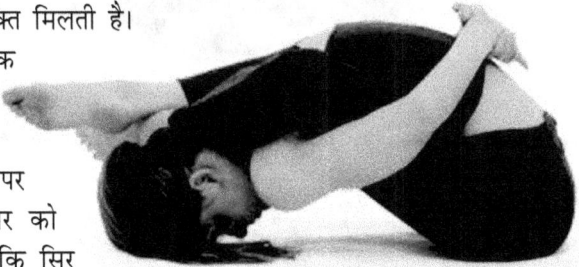

85. त्रियेगा मुखयैकापदा परिचमोत्रासन

यह योगासन करने से आपके शरीर के पिछले हिस्से में सक्रियता दिखने लगती है। यदि आपके पैरों में सूजन हो तो इस आसन के करने से शीघ्र ही सूजन कम होने लगती है।

विधि : कमर के बल बैठ जाएं। दोनों पैरों के पंजों पर नितंबों का भार होना चाहिए। कुछ देर बाद बायां पैर पूरा खोल लें। फिर दोनों हाथों से उस पैर के पंजे

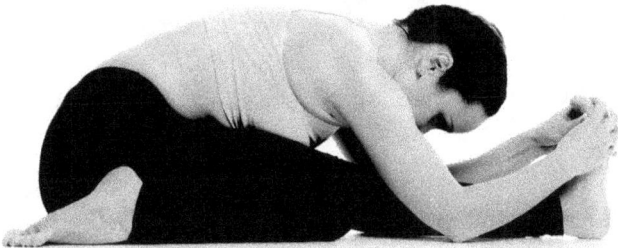

को पकड़े। इस दौरान आपका मुंह खुले पैर के ऊपर रखना चाहिए। यह काम झुककर ही करना है। बाद में ऐसा विपरीत दिशा में भी करें।

लाभ : पैरों की सूजन को कम करने वाला आसन।

86. परिग्रहासन

यह योगासन करने से आपके पेट के अंगों तथा फेफड़ों को नयी ऊर्जा मिलती है तथा हमारे शरीर में प्राण शक्ति का नये सिरे से संचार भी होता है और ऊर्जा भी प्राप्त होती है हमें और हमारे मन को।

विधि : घुटनों के बल मैट पर बैठ जाएं। फिर बायें पैर को फैलाएं। दाहिने पैर को घुटने पर करते हुए शरीर को स्थिर करें। अब बायें हाथ से बायें पैर को पकड़े या छुएं। दाहिने हाथ को उल्टी दिशा में ले जाएं। हाथ सीधा रहना चाहिए। लंबी सांस लेते रहें। फिर इसे उल्टी दिशा में भी करें।

लाभ : शरीर को नई ऊर्जा से ओतप्रोत करने वाला आसन।

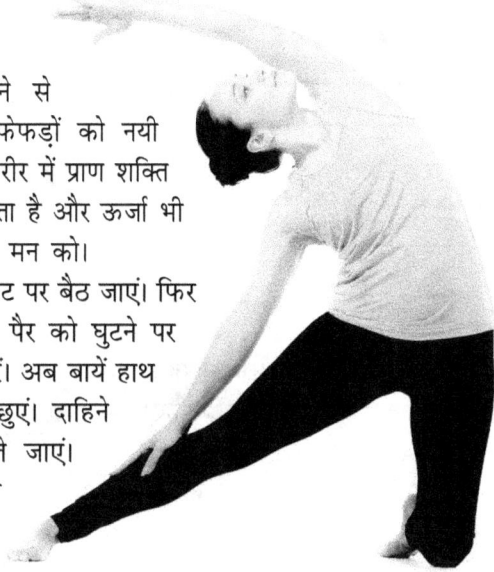

87. पिंडासन

यह योगासन करने से आपकी पाचन शक्ति में बढ़ोतरी होती है, पेट में हो रहे दर्द में कमी आती है और रीढ़ की हड्डी भर मजबूत होती है। पेट ठीक रहता है तथा सांस लेने में किसी भी तरह की कोई दिक्कत नहीं आती है।

विधि : इसे करने में शरीर बिलकुल पिंड जैसा हो जाता है। पहले मैट पर लेट जाएं। फिर पैरों को मोड़ते हुए सिर के पास ले जाएं। दोनों हाथों से पैरों को जकड़ें। कभी-कभी सिर को

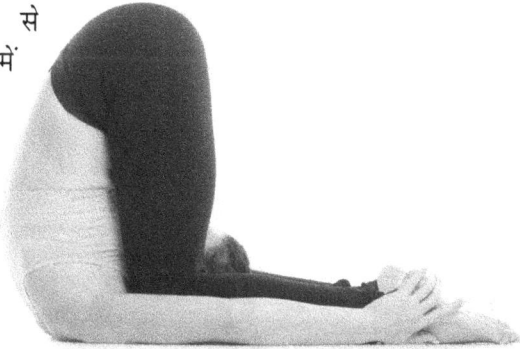

दोनों टांगों के बीच में भी डाल सकते हैं। शरीर को जकड़कर रखें और गहरी सांस लेते रहें।

लाभ : पाचन शक्ति को बेहतर बनाता है।

88. उभयपादांगुष्ठासन

यह योगासन आपके कमर, मलद्वार या गुदा, पेट और गुप्तांगों को मजबूती प्रदान करता है।

विधि : मैट पर बैठ जाएं। अब हाथों से पैरों के पंजों को पकड़ें। उन्हें पूरी ताकत के साथ पकड़े रहें। अब पैर फैलाएं। पंजों को फिर से पूरी ताकत से पकड़ें, अब पैरों को उठाने का प्रयास करें। ध्यान रहे, सारा बोझ आपके नितंबों पर ही होना चाहिए। सिर को आकाश की तरफ रखें। सामने भी रख सकते हैं।

लाभ : पेट और कमर के लिए यह आसन काफी मददगार होता है।

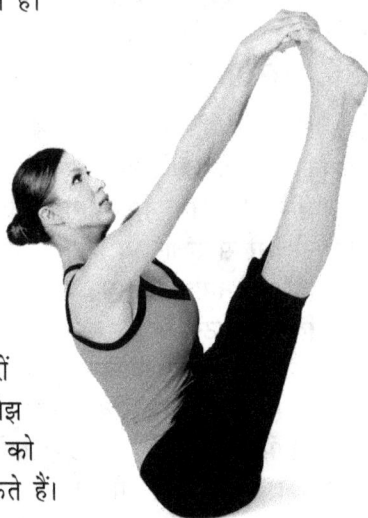

89. सुप्त पादांगुष्ठासन

यह योगासन उन लोगों को बहुत ही शानदार परिणाम देता है, जो पैर के पीछे की मांसपेशियों के खिंचाव के कारण परेशान रहते हैं। बिना उन पर दबाव बनाए ही यह आसन उस बीमारी से शीघ्र ही मुक्ति दिलाने में सहायक होता है।

विधि : मैट पर सीधे खड़े हो जाएं। अब दाहिनी पैर जितना ऊपर उठा सकते हैं, उठा लें। बायां हाथ बायीं कमर के ऊपर रखें और दाहिना हाथ उस दाहिने पैर के पंजे की तरफ ले जाएं, जिसे

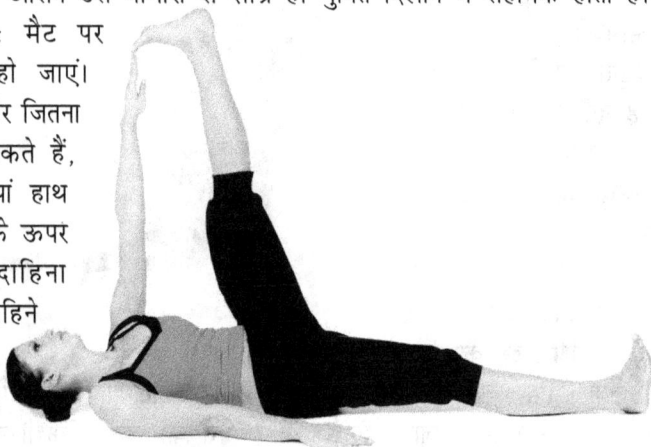

योग : स्त्रियों के लिए

ऊपर उठा रखा है। ऐसा करते समय नजर नाक की सीध में होनी चाहिए। कुछ देर बाद विपरीत दिशा में भी इसे करें।

लाभ : पैर की मांसपेशियों को हमेशा ठीक रखता है। बालिकाओं के लिए श्रेष्ठ आसन।

90. बद्धपद्मासन

यह योगासन करने से आपके पैरों में काफी लचीलापन आने लगता है। यह आपकी भुजाओं के पिछले हिस्से का भी काफी मजबूत बनाने में सहायक होता है। रीढ़ की हड्डी को भी ठीक रखता है। पाचन क्षमता में भी काफी वृद्धि करता है।

विधि : पालथी मार कर बैठ जाएं। दाएं हाथ को पीठ के पीछे की तरफ लाकर दाहिने पैर का अंगूठा पकड़े। इसी प्रकार बाएं हाथ को भी पीठ के पीछे से लाकर बाएं पैर का अंगूठा पकड़ें। सीना बिलकुल सधा-तना हुआ रखें। सिर भी सीधा रखें। ठोढ़ी को कंठ मूल से सटा कर रखें। निगाह नाक की सीध में रखें।

लाभ : पैरों में लचीलापन लाने में सहायक।

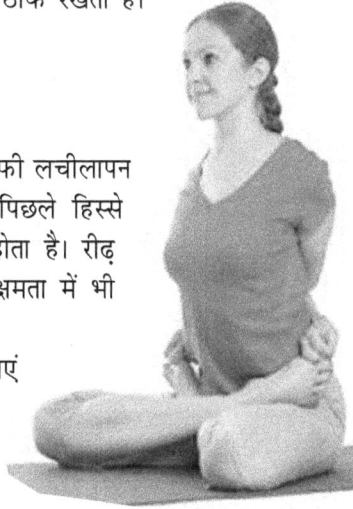

91. ऊर्ध्व प्रसारिता एका पदासन

यह योगासन हमारे पैरों के पीछे के हिस्से को काफी सुदृढ़ बनाता है तथा लचीला भी रखता है। पेट के अंदर कार्यरत अंगों की कार्यक्षमता में बढ़ोतरी होती है। किडनी, लिवर और मस्तिष्क को दुरुस्त रखता है यह योगासन।

विधि : मैट पर सीधे खड़े रहें। अब दायां पैर ऊपर की तरफ सीधा ले जाएं और सिर को नीचे की तरफ ले जाएं। बायां हाथ जमीन पर रखें। दायां हाथ नीचे के पैर की पिंडलियों के पीछे की तरफ ले जाएं।

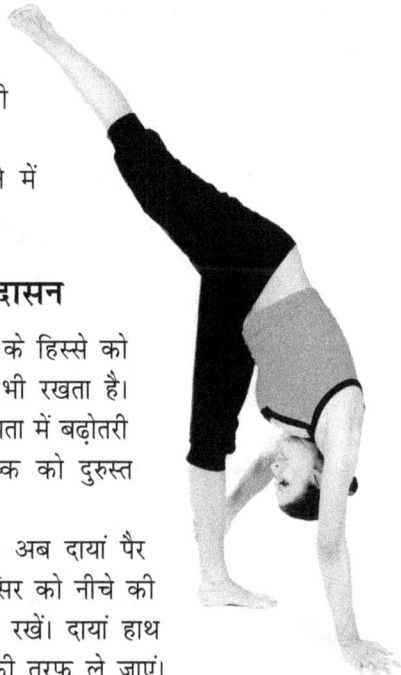

नजर आपकी सीध में ही रहनी चाहिए। लंबी सांस लेते रहें। बाद में विपरीत दिशा में भी करें।

लाभ : पैरों को मजबूती देता है तथा मस्तिष्क को शांत रखता है।

92. परिव्रता अर्धचंडासन

यह योगासन करने से मानव शरीर के जोड़ों में लचीलापन आता है। जांघ को मजबूती मिलती है। शरीर के प्रत्येक अंगों में काफी अच्छा तालमेल बनता है और उनमें शुद्धता भी आती है।

विधि : मैट पर सीधे खड़े हो जाएं। बायें पैर को 90 डिग्री के कोण पर ऊपर उठाएं और आगे से शरीर को झुकाएं। अब बायें हाथ को जमीन पर रखें और शरीर का भार भी इसी पर डालें। दाहिना हाथ सीधा खड़ा करें। लबी-लंबी सांस लेते रहें। बाद में उस विपरीत दिशा में करें। ध्यान रहे, नजरें ऊपर की ओर रहें।

लाभ : शरीर के अंगों में बेहतर तालमेल बनाता है।

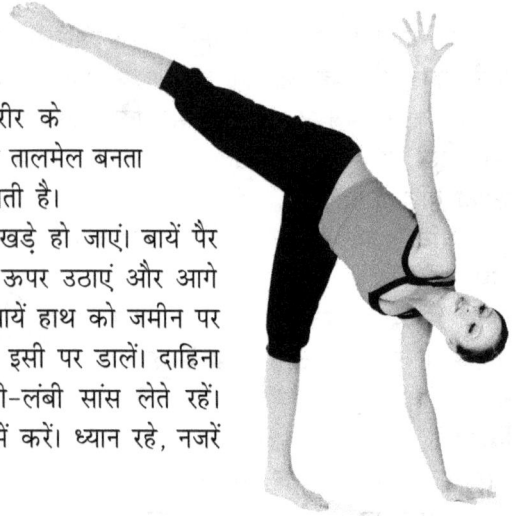

93. एकता पाद हमसा पाश्र्वोन्नासन

यह योगासन हमारे शरीर के अंगों में बेहतर तालमेल बनाने में काफी सहायक होता है। इसे करने से हमारे हाथ के जोड़ों में भी काफी खुलापन नजर आने लगता है।

विधि : यह आसन बिलकुल जिम्नास्टिक जैसा ही है। सीधे खड़े होकर बाया पैर नीचे और दाहिना पैर ऊपर की तरफ उठाएं। कमर को आगे झुकाएं। हाथों को कमर के ऊपर ले जाएं। सिर को ऊपर

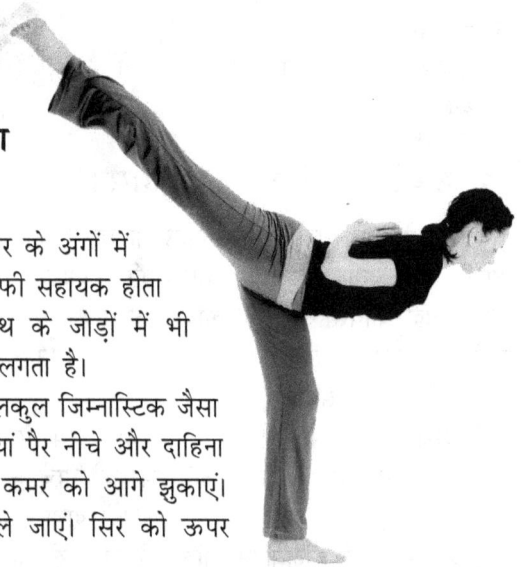

की तरफ ले जाने का प्रयास करें। नजरें सीधी रखें। चाहें तो विपरीत अवस्था में भी करें।

लाभ : हाथ के जोड़ों में लचीलापन लाता है।

94. गरुड़ासन

यह योगासन हाथ-पैर में होने वाले दर्द से छुटकारा दिलाता है और उनमें आई किसी भी विकृति को भी दूर करता है। जोड़ों को भी मजबूती प्रदान करता है। एकाग्रता विकसित करने में भी सहायक। मूत्र विकारों को दूर करता है, साथ ही गुर्दे के रोगों में भी यह आसन विशेष लाभदायक होता है।

विधि : सीधे खड़े हो जाएं। एक पैर को दूसरे पैर को ऊपर ऐसे लपेट लें, जैसे वृक्ष पर बेल लिपट जाती है। इसी प्रकार दोनों हाथों को भी एक-दूसरे पर लपेटें। दोनों हाथों की हथेलियां एक-दूसरे के साथ सटी रहें। एक टांग सीधी रहती है और दूसरी उस पर लिपटी रहती है।

लाभ : हाथ-पैरों में होने वाले दर्द से मुक्ति दिलाता है गरुड़ासन।

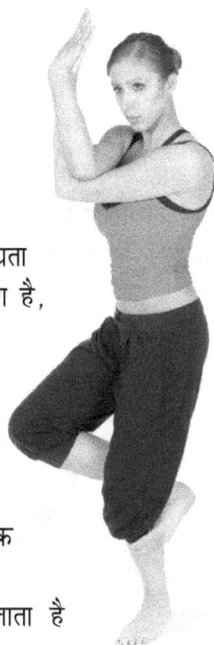

95. प्रसारिता पादोत्तानासन

यह आसन करने से आपकी रीढ़ एवं पैर के पिछले हिस्से में काफी मजबूती आती है और उसमें लचीलापन भी बढ़ता है। इससे आपका रक्त संचार भी व्यवस्थित होने लगता है, जिससे रक्तचाप नियंत्रित रहता है। रक्तचाप को नियंत्रित करने के साथ-साथ मस्तिष्क को भी काफी शांति मिलती है। फेफड़ों और हृदय को भी ऊर्जा प्रदान करता है यह आसन।

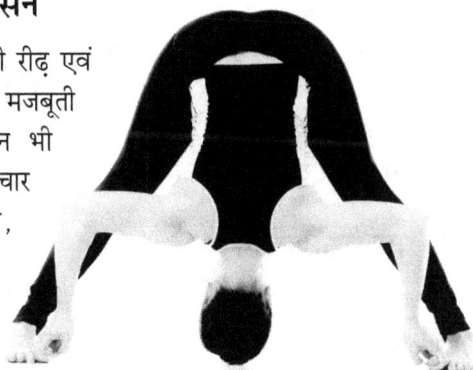

विधि : मैट पर स्थिर होकर खड़े हों। अब टांगों को दोनों दिशाओं में खोलें। कमर को नीचे की तरफ सामने झुकाएं। सिर को भूमि पर रखें। हाथों को भी सिर

के बगल में ही रखें। उसे पंजों के बल सेट करें। उन्हें बाद में फैला भी सकते हैं। नजर सीधी सांसें धीमी रखें।

लाभ : रक्तचाप को नियंत्रित करता है यह आसन।

96. परिव्रत्ता पार्श्वकोणासन

यह योगासन करने से आपकी रीढ़ की हड्डी के विकार ठीक होते हैं और उनमें लचीलापन भी आता है। यह योगासन आपके शरीर में फैले विषैले पदार्थों का शमन करता है और आंतरिक अंगों को और अधिक क्रियाशील बनाता है।

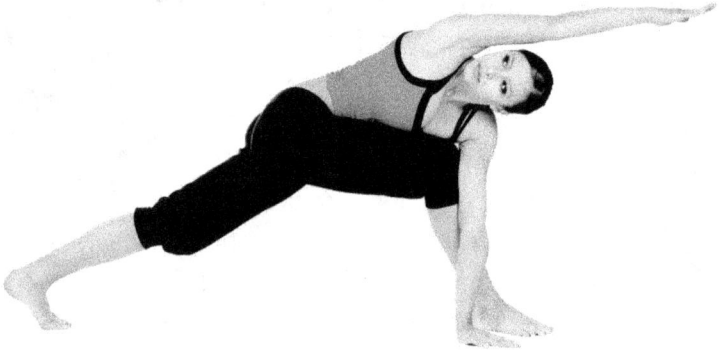

विधि : मैट पर सीधे खड़े हो जाएं। अब एक पैर को आगे की तरफ ले जाएं और घुटने के बल उसे सीधा कर दें। जबकि बायां पैर पीछे की तरफ ले जाएं और इसे पंजे की पोजीशन पर रखें। बायें हाथ को आगे के पैर की सीध पर जमीन पर स्थिर करें, जबकि दूसरा हाथ हवा की सीध में पिछले पैर की सीध में रखें। नजरें ऊपर रहें।

लाभ : शरीर के विष को बाहर निकालने में सहायक।

97. पार्श्वकोणासन

यह योगासन करने से पैरों, घुटनों एवं जोड़ों में होने वाले विकारों से मुक्ति मिलने के साथ-साथ उन पर होने वाला दबाव भी कम लगने लगता है। एसिडिटी, गैस और पेट पर पड़ने वाले दबाव से भी आपको राहत मिलती है, साथ ही आपकी सहनशक्ति एवं क्षमताओं में भी उत्तरोत्तर वृद्धि होती है।

विधि : मैट पर खड़े हो जाएं। दाहिना पैर आगे ले जाकर घुटने के बल मोड़ लें। बायां पैर पीछे की तरफ पूरा फैला लें। अब दाहिने हाथ को दाहिने पैर

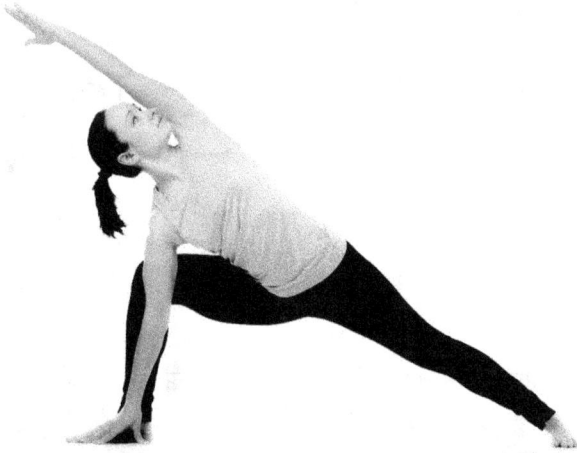

की तरफ ले जाएं, पंजे के पास तक। इधर बायां हाथ पूरा हवा में उठा लें ताकि बायां पैर और हाथ सीध में आ जाएं। नजर हाथ की तरफ सीधी रखें। बाद में इसे विपरीत दिशा में भी करें।

लाभ : पैरों, घुटने एवं जांघों के विकारों को दूर करने वाला आसन।

98. निर्लाम्बा पार्श्वकोणासन

यह योगासन करने से आपकी जंघाओं, सीना और फेफड़े में नई ऊर्जा और शक्ति संचित होती है। साथ ही आपकी बाजुओं में काफी ताकत नजर आने लगती है।

विधि : यह आसन करना थोड़ा कठिन होता है। मैट पर खड़े हो जाएं और दाहिने पैर पर सारा बोझ डालें। कमर को जमीन की तरफ सामने से झुकाएं। बायें पैर को विपरीत दिशा में हवा में ले जाएं। दोनों हाथों को कमर के नीचे ले जाकर

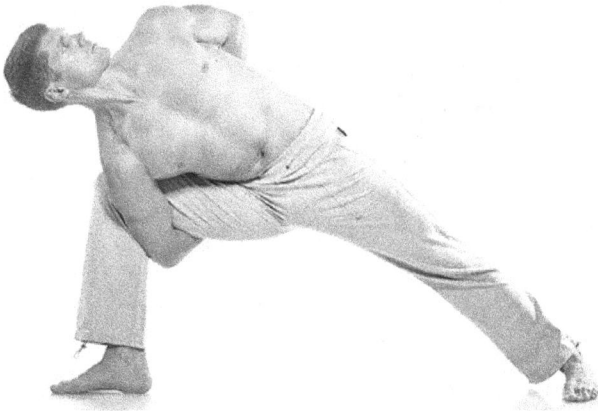

एक-दूसरे से जोड़ें। मुंह जमीन की तरफ रखें। ऐसा विपरीत दिशा में करें और मुंह को आकाश की तरफ रखें।

लाभ : आपकी जांघों, सीने और फेफड़ों को ऊर्जावान बनाता है यह आसन।

99. अर्धबद्ध पद्मोत्तासन

यह योगासन पेट के सभी अंगों की अच्छी तरह से मालिश करता है तथा बड़ी आंत के काम को और भी बेहतर बनाता है।

विधि : मैट पर सीधे खड़े हो जाएं। लंबी सांस लें। कमर के सहारे सामने की तरफ नीचे झुकें। दाहिना पैर आधा मोड़ लें और पीछे नितंब की तरफ ले जाएं। बायें हाथ को जमीन पर रखें और दाहिने हाथ को कमर के पीछे रखें। मुट्ठी बांध लें इस हाथ की। नजर पीछे की तरफ रहनी चाहिए। विपरीत अवस्थाओं में भी करें।

लाभ : यह आसन करने से पेट के अंगों एवं बड़ी आंत की कार्यक्षमता में सुधार आता है।

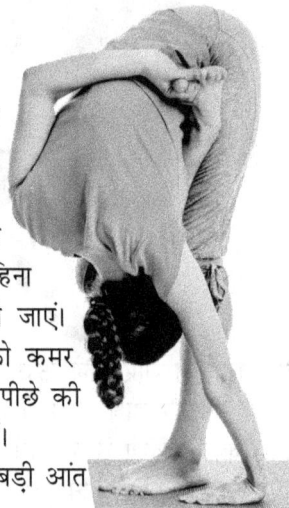

100. हस्त पादांगुष्ठासन

यह योगासन शरीर के विभिन्न अंगों में सामंजस्य एवं तालमेल बिठाने में सक्रिय भूमिका का निर्वाह करता है। यह पैरों के जोड़ों, नितंबों के जोड़ों, मांसपेशियों तथा घुटने के पीछे की नसों के खिंचाव को ठीक करता है और पैरों में फुर्ती भी लाता है। जिनके शरीर कांपते हैं, उनके लिए यह आसन श्रेष्ठ है।

विधि : मैट पर सीधे खड़े रहें। सामने देखें। अब दाहिना पैर ऊपर की तरफ उसी दिशा में ऊपर उठाएं। दाहिने हाथ से दाहिने पैर के अंगूठे को जोर से पकड़ लें। बायें हाथ को कमर के ऊपर रखें सामने की दिशा में। नजरें सामने रहें। फिर हाथ की तरफ भी नजरें करें।

लाभ : यह मांसपेशियों में होने वाले खिंचाव को ठीक करता है।

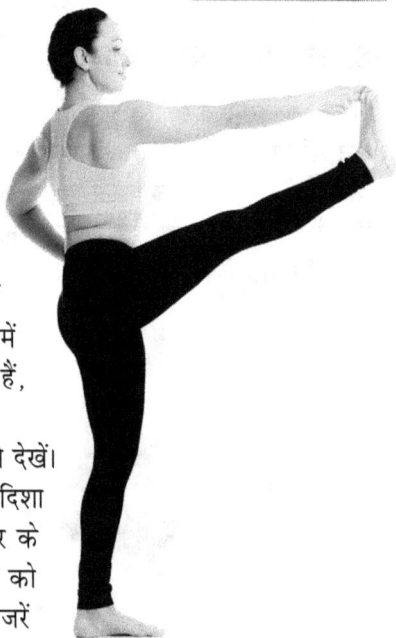

योग : स्त्रियों के लिए

101. नटराजासन

यह योगासन भगवान शिव को समर्पित है। यह आसन करने से आपकी भुजाओं, छाती, जंघाओं और पेट के तनाव को कम किया जा सकता है। यह मस्तिष्क और शरीर के बीच बेहतर तालमेल बनाता है। स्नायुमंडल को भी काफी मजबूत बनाता है।

विधि : पहले बायें पैर पर खड़े होकर दायें पैर को घुटने से मोड़कर पीछे की ओर कर लें। फिर दायें हाथ की हथेली से दायें पैर की उंगलियां पकड़ें। बायें हाथ की उंगलियां सटाकर हाथ को कड़ा करें। उसे ऊपर उठाएं। बायें पैर को पीछे ठेलें। कमर के ऊपरी भाग को आगे की ओर झुकाएं। बायें हाथ की उंगलियां देखने की कोशिश करें। वहीं देखें। सांस जैसे लेते हैं, लेते रहें।

लाभ : शारीरिक अंगों के तनाव को कम करता है।

102. सिंहासन

यह योगासन हमारे चेहरे की सुंदरता बढ़ाने के काम आता है। इसके अतिरिक्त टांसिल, थायराइड तथा गले से संबंधित रोगों में भी उपयोगी है। जो बच्चे तुतलाकर बोलते हैं, उन्हें यह आसन अवश्य कराये जाने चाहिए।

विधि : दोनों पैरों को घुटने के पास मोड़कर पीछे करें। अंगूठों-तलवों को कमान बनाकर उस पर बैठें। एड़ियों को कूल्हों के नीचे रखें। अगर अंगूठों-तलवों से कमान न बनें तो किसी भी

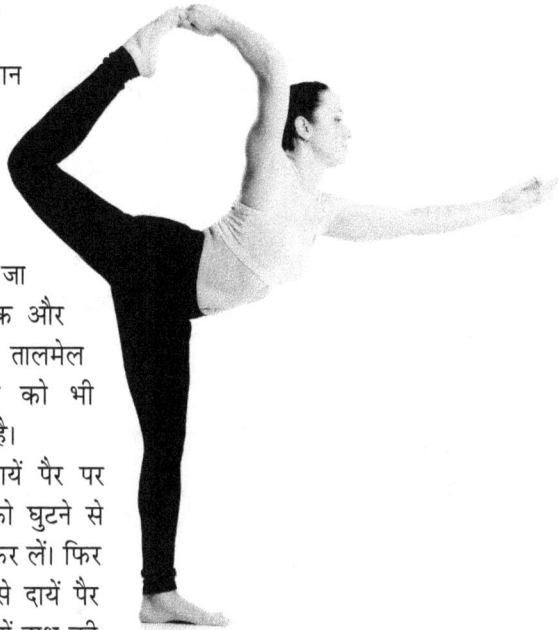

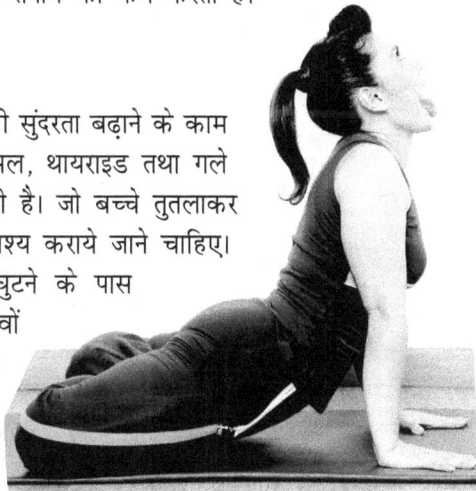

स्थिति में लेट जाएं। शरीर को सीधा करें। सामने देखें। सामान्य ढंग से सांस भी लेते रहें।

लाभ : इससे चेहरे की सुंदरता में निखार आता है। स्त्रियों के लिए लाभप्रद। गर्दन और पैर को ऊर्जा एवं शक्ति प्रदान करता है।

103. नवासन

यह योगासन आपके पेट और पेट के अंगों को बेहतर परिणाम देने के लिए सर्वश्रेष्ठ कहा जा सकता है। इसे करने से हमारा तनाव कम होता है, साथ ही पाचन क्रिया भी दुरुस्त रहती है।

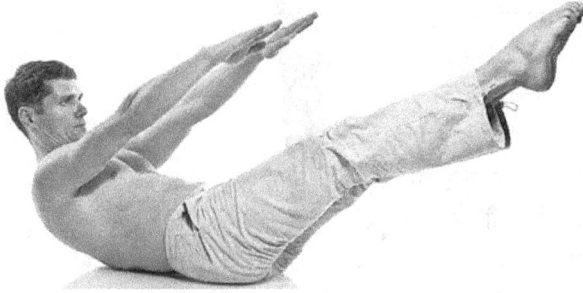

विधि : दरी पर सीधे बैठ जाएं और पैरों को सामने की अवस्था में ही खोल लें। अब कमर को थोड़ा पीछे की तरफ झुकाएं और पैरों को घुटनों के ऊपर से मोड़ते हुए सीधा करें सामने की अवस्था में। दोनों हाथों को खोलें, सामने की तरफ के पैरों के घुटनों के ऊपर ले जाएं। नजरें सामने रखें। सांस धीरे-धीरे लें और छोड़ें।

लाभ : तनाव कम करता है। पेट को बेहतर बनाता है।

104. ऊर्ध्व प्रसारित पदासन

यह योगासन आपके पेट को सुंदर और सुडौल बनाने में मदद करता है। इसे करने से पेट के आसपास जमी चर्बी कम होती है, साथ ही गैस की समस्याओं से भी मुक्ति मिलती है।

विधि : मैट पर सीधे लेट जाएं। हाथों को पीछे की दिशा में ले जाएं। बाद में इन्हीं हाथों को सामने की दिशा में जमीन पर टिका कर भी रख सकते हैं। पैरों को

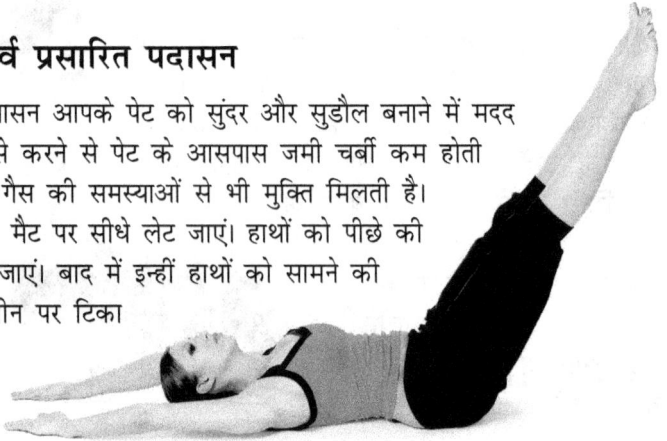

96

हवा में ले जाना शुरू करें। बीच कमर तक इन्हें सीधा भी कर सकते हैं। ऐसा 1 मिनट तक करें। नजरें सामने रखें।

लाभ : पेट को सुंदर एवं सुडौल बनाता है। लड़कियां इसे अवश्य करें।

105. जठरा परिवर्तनासन

यह योगासन करने से रीढ़ में लचीलापन आता है, साथ ही नितंब एवं कमर दर्द से भी छुटकारा मिलता है। इसे करने से पाचन क्रिया ठीक रहती है और रक्त संचार भी।

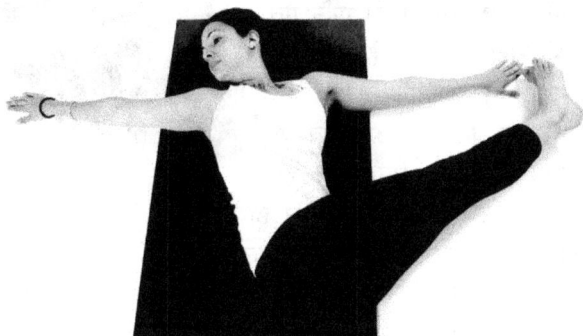

विधि : दरी पर सीधे लेट जाएं। दोनों पैर आपस में मिला लें। पहले घुटने से मोड़ें उन्हें, फिर सीधा कर लें। बायीं तरफ ले जाएं। सिर को सीधा रखें और हाथों को सीधा फैला लें अपनी-अपनी दिशा में। हाथों के पंजे जमीन से छूते रहने चाहिए। लंबी सांस लेते रहें। विपरीत अवस्था में भी कर सकते हैं।

लाभ : कमर दर्द को ठीक करने में सहायक।

106. अर्ध मत्स्येंद्रासन

यह योगासन करने से रीढ़ की नसों तथा स्नायुतंत्र में सुधार होता है। पाचन शक्ति बढ़ती हैं, लिवर सुचारु ढंग से काम करने लगता है और किडनी में व्याप्त दोष भी ठीक होने लगते हैं।

विधि : दरी पर बैठ जाएं। दाहिना पैर अपने नितंब के नीचे ऐसे सेट करें ताकि नितंब का भार इसी पर आ जाए। बायें पैर को 45 डिग्री पर घुटने से ऐसे मोड़े ताकि घुटना पेट के आसपास से मुड़े। अब दाहिने हाथ से बायें मुड़े पैर के पंजे को छुएं। बायां हाथ कमर के ऊपर की तरफ ले

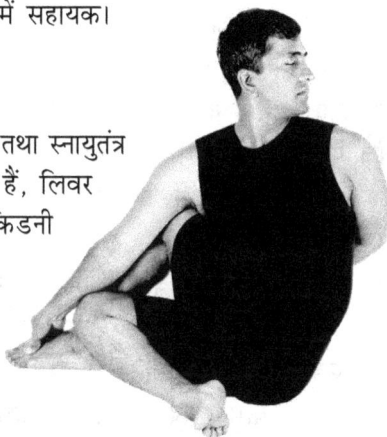

जाएं और सिर पीछे की दिशा में ले जाएं। नजर पीछे की तरफ ही रहेगी, जहां सिर होगा। विपरीत अवस्था में भी करें।

लाभ : स्नायुतंत्र को बेहतर करने में मदद करता है।

107. पाशासन

यह आसन पाचन तंत्र को बेहतर बनाने और आपकी भाव-भंगिमाओं तथा हावभाव को ठीक रखने में प्रभावशाली है। गर्दन एवं कमर दर्द में भी सहायता करता है। मासिक धर्म की दिक्कतों को भी ठीक करता है।

विधि : मैट पर बैठ जाएं। अब अवस्था बदल कर घुटने मोड़ कर बैठें। बायें हाथ को पीछे की तरफ ले जाकर उसे दाहिने हाथ से पकड़ लें। नजरें सामने की तरफ या फिर ऊपर की तरफ भी रख सकते हैं। ऊपर की तरफ तभी देखें, जब सिर भी ऊंचा हो।

लाभ : मासिक धर्म को ठीक रखता है।

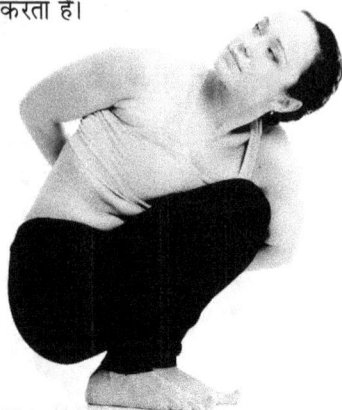

108. वातायनासन

विश्व प्रसिद्ध योग गुरु 'वातायन' इस आसन को लगाते थे, इसलिए इसका नाम उनके नाम पर ही 'वातायनासन' रखा गया है।

विधि : जमीन पर सीधे ताड़ासन में खड़े हो जाएं। हमारे दोनों पैर के घुटने और पंजे परस्पर आपस में मिले होने चाहिए। अब धीरे-धीरे दाहिनी टांग को घुटने से मोड़कर उसकी एड़ी को बायीं टांग के जंघा में लगाएं। दोनों हाथ को प्रणाम की मुद्रा में जोड़ लें। धीरे-धीरे मुड़े हुए घुटने को बायें पैर की एड़ी के पास जमीन पर सटाएं और अब प्रयास करें। कमर, गर्दन बिलकुल सीधी, श्वास की गति सामान्य, दृष्टि सामने की ओर। अपनी क्षमतानुसार आप जितनी देर आसानीपूर्वक रुक सकते हैं, रुकें, और ना रोक

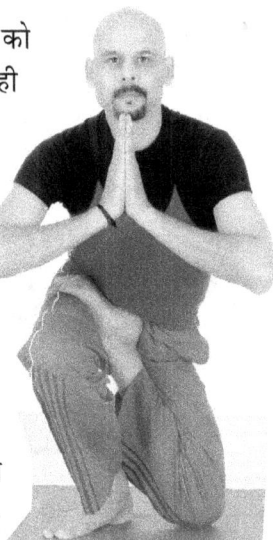

पाने की अवस्था में वापस आएं और फिर दूसरे पैर से भी इस आसन का अभ्यास करें। दोनों ओर से शुरू-शुरू में 2-2 बार अभ्यास करें।

लाभ : इस आसन के अभ्यास से पैरों की मांसपेशियां दृढ़ होती है। सन्तुलन का सामर्थ्य बढ़ता है। यह आसन दर्द, गर्दन दर्द, हार्निया और मेरुदण्ड के सभी रोग दूर करता है। बहुमूत्र, वीर्य विकार, शीघ्र पतन के दोषों को दूर करता है। पैर के मुड़े रहने से खून का दौरा पैर में उल्टा हो जाता है, जिससे पैर में होने वाली समस्या और पैर के सुन्न होने की समस्या जड़ से दूर हो जाती है। यह आसन मन को स्थिर करने तथा एकाग्रता बढ़ाने में भी सहायक है।

विशेष : यह आसन योग के कठिन आसनों में से एक है। अंगों को मोड़ते वक्त जल्दबाजी ना करें। धैर्य के साथ अभ्यास करें। गठिया रोगी तथा स्त्रियों के लिए यह आसन वर्जित है। किसी योग गुरु के अधीन ही इसका अभ्यास करें।

109. अग्निसार

विधि : पद्मासन या सुखासन की स्थिति में या फिर खड़े होकर भी अग्निसार आसन कर सकते हैं। अपने दोनों हाथ घुटनों पर रखें और सांस छोड़कर पेट अन्दर खीचें और उसे तेजी से 8-10 बार छोड़े व पिचकाएं। फिर यथासम्भव अपनी क्षमता अनुसार जब तक आप सांस रोककर यह क्रिया कर सकते हैं, करें, उसके बाद सांस लें। फिर सारा श्वास बाहर निकालकर पेट को अन्दर खींचें। शुरू-शुरू में अभ्यास 2 बार करना चाहिए।

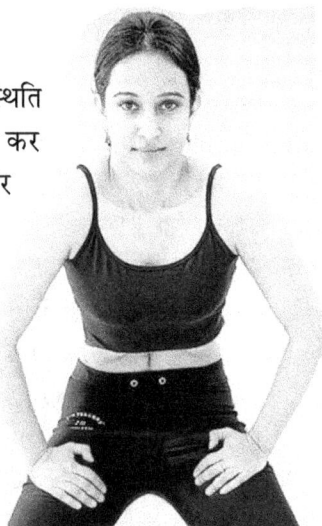

लाभः इस क्रिया के द्वारा मंदाग्नि दूर होकर जठराग्नि प्रदीप्त होती है। यह आसन कब्ज के लिए रामबाण है। पेट का कड़ापन, वायु, गोला और तिल्ली में लाभदायक है। मासिक सम्बन्धी विकार दूर होते हैं और मोटापे के लिए लाभदायक है।

विशेषः शुरू में इसको करने की जल्दबाजी ना करें। अग्निसार क्रिया हमेशा खाली पेट करनी चाहिए। हृदय रोग और उच्च रक्तचाप (हाई ब्लड प्रेशर) तथा आंतो में सूजन के रोगियों के लिए यह आसन वर्जित है।

प्राणायाम

विभिन्न प्रकार के आसनों के बाद नंबर आता है प्राणायाम का। प्राणायाम होता क्या है? प्राणायाम बहिरंग योग के अंतर्गत आता है। आसनों के सिद्ध हो जाने पर श्वास-प्रश्वास की गतियों का विच्छेद कर देना ही प्राणायाम कहलाता है। इसे सीधे शब्दों में कुछ इस प्रकार भी जाना जा सकता है। पांच मूलभूत तत्वों में से एक तत्व होता है वायु, जो हमारे शरीर को जीवित रखता है। यहां वायु के रूप में सांस रूपी हमारे प्राण हैं। प्राण तो हमारे शरीर के कण-कण में मौजूद है। यह कभी आराम नहीं करता है। लगातार काम करता रहता है। जब तक प्राण शक्ति चलती है, तभी तक इंसान जीवित रहता है। स्वाभाविक है, प्राण ही जीवन है। प्राण ही सब कुछ है। इन्हीं प्राणों को शुद्ध, निरोग और स्वस्थ बनाये रखने का ही काम प्राणायाम करता है।

- प्राणायाम में सांस नाक से ही लेनी चाहिए।
- प्राणायाम करने के दौरान अगर थकान महसूस हो तो बीच-बीच में सूक्ष्म व्यायाम भी कर लेने चाहिए।
- सांस को जबरदस्ती मत रोकें।
- प्राणायाम करने से पहले ॐ का 3 बार उच्चारण करना चाहिए।
- हमारे शरीर के कई रोग प्राणायाम के द्वारा दूर हो सकते हैं। एक सत्य यह भी है कि प्राणायाम करने वालों को रोग होता ही नहीं हैं।
- प्राणायाम से केवल प्राण ही नहीं, मन को भी वश में किया जा सकता है। मन वश में होने से बुद्धि भी तीव्र एवं सूक्ष्म होती है।
- इससे शरीर क्रियाशील बनता है, उसमें लचक, फुर्ती-चुस्ती और कांति आ जाती है।

- प्राणायाम से शरीर के त्रिदोष भी दूर हो जाते हैं। शरीर स्वस्थ एवं दीर्घायु बनता है।
- प्राणायाम ऐसे स्थान पर न करें, जहां सीलन, धूल, धुआं या कोलाहल हो।
- बुखार के दौरान प्राणायाम न करें। गर्भवती स्त्रियों को भी प्राणायाम नहीं करना चाहिए।

लाभ : प्राणायाम से समस्त शरीर के विकार दूर हो जाते हैं। शरीर स्वच्छ, शक्तिशाली बनकर तेजस्वी बन जाता है। काम, क्रोध, लोभ, मोह, अहंकार का नाश होता है। मानसिक शान्ति प्राप्त होती है। पाचन क्रिया सुचारु रूप से चलने लगती है। स्मरण शक्ति बढ़ती है। कुण्डलिनी जागृत हो जाती है। चंचल मन स्थिर बनता है। आयु में वृद्धि होती है।

हम यहां पर ऐसे 7 प्राणायाम दे रहे हैं, जिनका रोजाना अभ्यास करने से आप स्वस्थ व निरोग बने रहेंगे। प्राणायाम के बाद सीधे ध्यान में उतरा जा सकता हैं। वैसे कपालभाति को प्राणायाम नहीं माना जाता है।

कपालभाति

- सुखासन में बैठ जाएं और आंखें बंद कर लें।
- दोनों नासिकाओं से गहरी सांस भीतर लें। ऐसे में सीना फूलेगा।
- अब सांस को बलपूर्वक पूरी तरह से बाहर निकालें।
- इस तरह से 20 सांसें बिना रुके लेनी और निकालनी हैं। यह कपालभाति का एक राउंड हुआ। हर राउंड के बाद कुछ लंबी और गहरी सांस लें। फिर सांस छोड़ें। फिर दूसरा राउंड भी ऐसे ही करें। ऐसे 3 राउंड कर सकते हैं।

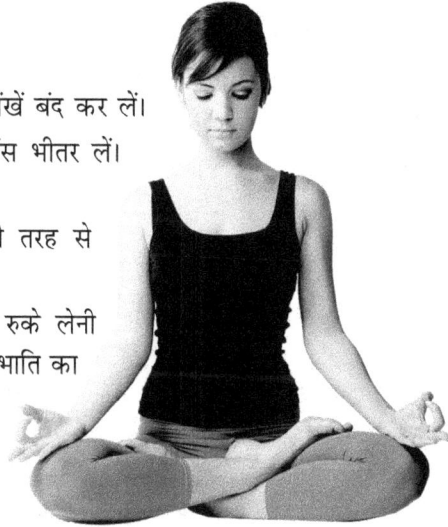

लाभ : कफ संबंधी बीमारियां दूर करने में सहायक। इससे अस्थमा-ब्रोंकाइटिस भी दूर होता है।

कौन न करें : जिन लोगों को हृदय रोग है, चक्कर आते हैं, ब्लड प्रेशर ज्यादा रहता है, हार्निया है, वे इसे न करें।

1. अनुलोम-विलोम

- सुखासन में बैठ जाएं। बाएं हाथ की हथेली को ज्ञान मुद्रा में घुटने पर रखें।

- दाएं हाथ की अनामिका और सबसे छोटी उंगली को मिलाकर बाएं नासिका पर रखें और अंगूठे को दाहिने नथुने पर लगा लें। तर्जनी और मध्यमा मिलाकर मोड़ लें।

- अब बाएं नथुने से सांस भरें और उसे अनामिका और सबसे छोटी उंगली को मिलाकर बंद कर लें। फौरन ही दाहिने नथुने से अंगूठे को हटा कर सांस को बाहर निकाल दें। अब दाहिनी नासिका में से सांस भरें और उसे अंगूठे से बंद कर दें। इस सांस को बाएं नथुने से बाहर निकाल दें। यह एक राउंड हुआ। ऐसे 5 राउंड करें।

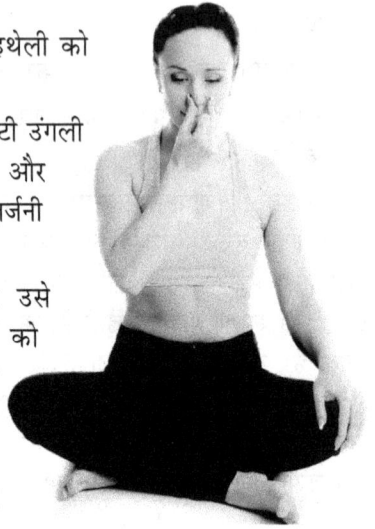

लाभ : तनाव को कम करता है। प्राण शक्ति को बढ़ाता है। इसे सभी लोग कर सकते हैं।

2. उज्जयी प्राणायाम

- किसी भी आरामदायक आसन में बैठ जाएं।

- आंखें बंद कर लें। फिर अपनी नासिकाओं से हल्की-हल्की लंबी सांस भरें और निकालें। सांस भरते और निकालते वक्त गले की मांसपेशियां सिकुड़ी हुई अवस्था में होनी चाहिए, जिससे हवा निकलने का मार्ग छोटा हो जाए। ऐसी स्थिति में सांस लंबी और गहरी होनी चाहिए। गले द्वारा पैदा किए जा रहे अवरोध की वजह से सांस लेने और बाहर निकालने की आवाज होगी।

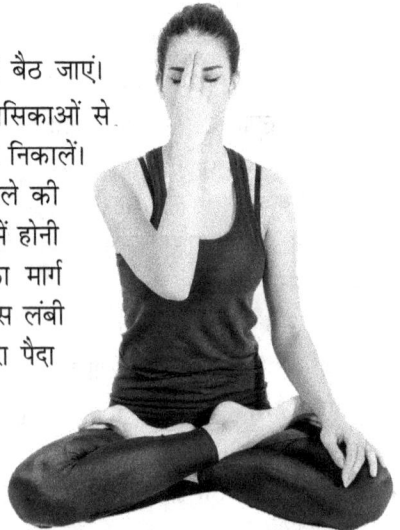

योग : स्त्रियों के लिए

लाभ : इस प्रक्रिया में पैदा होने वाली ध्वनि मन को शांत करती है। रक्तचाप (ब्लड प्रेशर) नियंत्रण करने में सहायता मिलती है। दिल की धड़कनों को संतुलित करता है। अस्थमा एवं टीबी को ठीक करने में मददगार है।

कौन न करें : जिन लोगों को दिल की बीमारी है, कृपया वे इसे न करें।

3. भ्रामरी प्राणायाम

- सुखासन में बैठ जाएं और आंखें बंद कर लें।
- दोनों हाथों को चेहरे पर लाएं। दोनों अंगूठे दोनों कानों में जाएंगे। तर्जनी उंगली आंखों के ऊपर रखें, मध्यमा नाक के पास, अनामिका होंठ के ऊपर और सबसे छोटी उंगली होंठ के नीचे रहेगी।

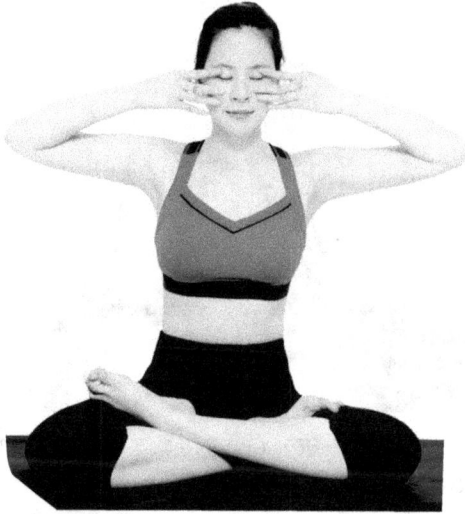

- नाक से गहरी और लंबी सांस लें।
- अब सांस को भंवरे की आवाज करते हुए बाहर निकालें। यह 1 राउंड हुआ। ऐसे कुल 5 राउंड करने हैं।

लाभ : गुस्सा एवं बेचैनी को कम करता है। तनाव से छुटकारा दिलाता है।

कौन न करें : जिन लोगों की नाक या कान में संक्रमण (इन्फेक्शन) है, वे इसे न करें।

4. भस्त्रिका प्राणायाम

- किसी भी आरामदायक आसन में बैठ जाएं। दोनों नासिकाओं से पूरी तेजी के साथ सांस लें, फिर पूरी ताकत के साथ सांस को बाहर निकाल दें। भस्त्रिका प्राणायाम में सांस लेते हुए और निकालते समय पूरी ताकत का लगाना बहुत ही जरूरी है।
- एक बार सांस लेना और निकालना। इस तरह 20 राउंड लगातार करें। फिर कुछ आराम करें। फिर 20 राउंड करें। ऐसा 3 बार कर सकते हैं।

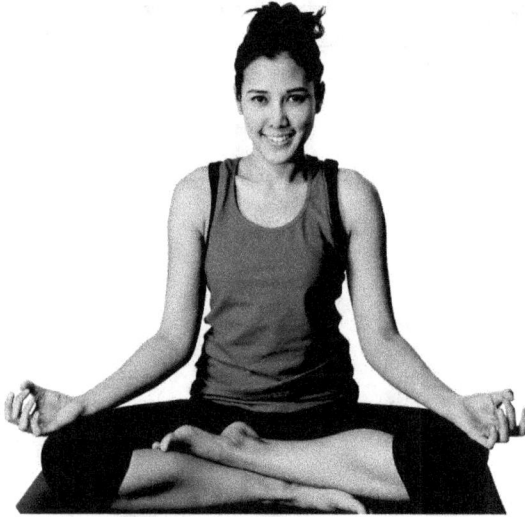

लाभ : शरीर के विषैले तत्व (टॉक्सिंस) को बाहर निकालने में मददगार। शरीर में ऑक्सीजन की आपूर्ति को बेहतर बनाता है। रक्त को शुद्ध करता है।

कौन न करें : जिन लोगों को हृदय रोग है, हार्निया है, उच्च रक्तचाप है, वे न करें। गर्मियों के मौसम में भी न करें।

5. शीतली प्राणायाम

- किसी भी आरामदायक आसन में बैठ जाएं। जीभ के टिप को नीचे वाले होंठ पर रख लें। उसे रोल करें। मुंह से सांस लें और सांस को रोक कर रखें। अब मुंह बंद कर लें। नाक से सांस को बाहर निकालें।
- यह 1 राउंड हुआ। शुरू में 2-3 राउंड कर सकते हैं। बाद में 15 राउंड तक बढ़ाया जा सकता है।

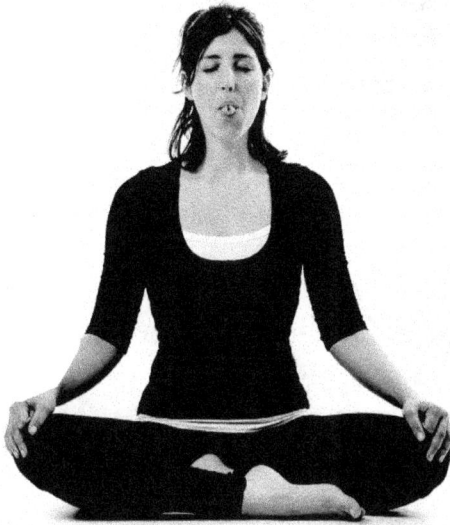

लाभ : शरीर को ठंडा रखने में मददगार। एसिडिटी और उच्च रक्तचाप को ठीक करता है। इसे करने से पित्त, कब्ज, पेट के रोग, चर्म रोग, पेट की गर्मी तथा गले के रोग ठीक हो जाते हैं।

क्या न करें : सर्दी से पीडित लोगों को नहीं करना चाहिए। इसे सर्दियों में भी न करें। दमा और टांसिल के रोगियों को इस प्राणायाम को अभ्यास कुशल योग शिक्षक के नेतृत्व में करना चाहिए।

6. चन्द्रभेदी प्राणायाम

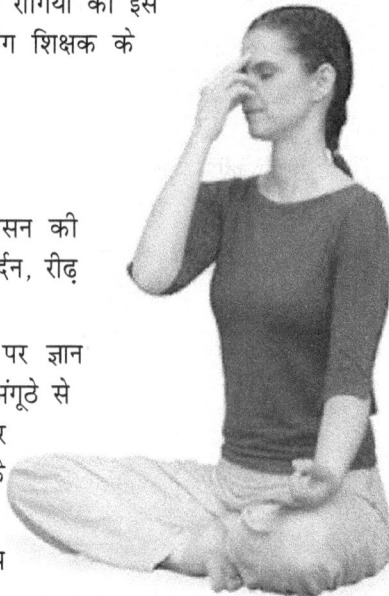

- फर्श पर पद्मासन या सुखासन की मुद्रा में बैठ जाएं। कमर, गर्दन, रीढ़ की हड्डी को सीधा रखें।
- बायें हाथ को बायें घुटने पर ज्ञान मुद्रा में रखें। दायें हाथ के अंगूठे से नासिका का दायां छिद्र दबाकर बन्द करें और अब नासिका के बायें छिद्र से पूरक करें।
- अब जितनी देर आप

सरलतापूर्वक सांस रोक सकते हैं, रोकें। फिर दायें हाथ की अनामिका अंगुली से बायें नासिका छिद्र को बन्द करें और दायें नासिका छिद्र से रेचक करें।

- यह चन्द्रभेदी प्राणयाम का एक चक्र पूरा हुआ। इसके कम-से-कम 12 चक्रों का अभ्यास करें।

लाभ : चन्द्रभेदी प्राणायाम से चित्त शान्त होता है, पाचन शक्ति ठीक होती है। शरीर और मस्तिष्क की गर्मी दूर होती है। सिरदर्द, मानसिक अशान्ति तथा अनिद्रा दूर होती है। साधक के व्यवहार में सकारात्मक दृष्टिकोण बढ़ता है।

कौन न करें : यह प्राणायाम निम्न रक्तचाप (लो ब्लडप्रेशर) के रोगियों को नहीं करना चाहिए। सर्दी के मौसम में इसका अभ्यास मना है।

7. सूर्यभेदी प्राणायाम

- आसन पर पद्मासन की मुद्रा में बैठ जाएं। आंखें बंद करें, बायें हाथ से बायें घुटने को पकड़ें।
- दायें हाथ की अनामिका से नासिका के बायें छिद्र को दबाकर बन्द करें। नासिका के दायें छिद्र से आवाज करते हुए जोर से श्वास अंदर लें और अपनी क्षमता के अनुसार श्वास को रोकने का प्रयास करें।
- फिर दायें नासिका के छिद्र को बंद करके बायीं नासिका छिद्र से श्वास को निकालें। प्रारंभ में इसके कम-से-कम 15 चक्र करें।

लाभ : इस प्राणायाम से कफ का नाश होता है, शरीर की गर्मी बढ़ती है, रक्त शुद्ध होता है, पाचन शक्ति बढ़ती है और दमे में बहुत ही लाभप्रद है। यह यौवन वर्धक प्राणायाम है।

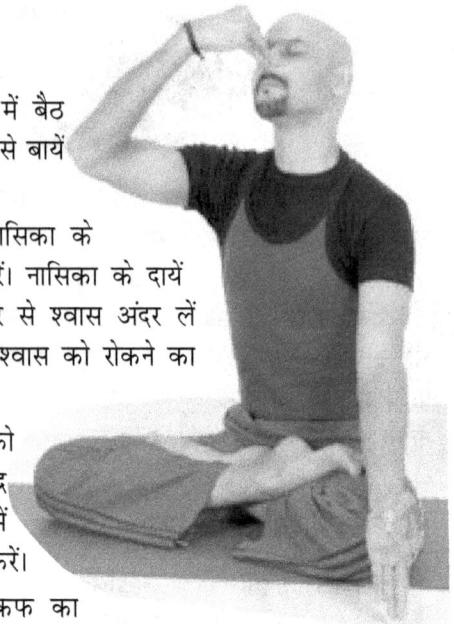

ध्यान

योगासन में 4 प्रकार होते हैं- आसन, प्राणायाम, ध्यान और सूर्य नमस्कार। ध्यान शब्द की उत्पत्ति संस्कृत व्याकरण के 'ध्येय' धातु से हुई, जिसका अर्थ होता है चिंतन, मनन व विचार करना।

1. ध्यान

इस आसन में सबसे पहले पद्मासन की मुद्रा में बैठें। दोनों हाथ ज्ञान मुद्रा में रखें। आंखें बंद, गर्दन, कमर बिलकुल सीधी रखें। चित्त बिलकुल शांत करें और श्वास, प्रश्वास और प्रश्वसन आसन में बैठ जाएं।

2. ॐ मन्त्र ध्यान विधि

ॐ मन्त्र ध्यान को करने के लिए पद्मासन या फिर सुखासन में बैठ जाएं। आंखें बन्द और दोनों हाथ ज्ञान मुद्रा में रखें। (तर्जनी अंगुली का अग्र भाग अंगूठे के अग्र भाग को छुएं) कमर, गर्दन बिलकुल सीधी होनी चाहिए, चेहरे पर शान्त भाव और मन स्थिर होना चाहिए। शरीर की समस्त मांसपेशियों को ढीला छोड़ दें। शरीर में किसी भी प्रकार की हरकत ना करें और उसके बाद लम्बी गहरी श्वास भरकर ॐ का उच्चारण कर बिना रुके हुए ॐ मन्त्र का उच्चारण धाराप्रवाह करते जाएं। अपना पूरा ध्यान उच्चारण पर ही रखें। शुरू-शुरू में इसका अभ्यास कम-से-कम 5 मिनट और फिर धीरे-धीरे इस समय को बढ़ाते हुए 20 से 25 मिनट तक करें।

लाभ व प्रभाव : उच्च रक्तचाप, तनाव, कब्ज, गैस, अजीर्ण, मानसिक तनाव, हृदय रोग, पागलपन, एकाकीपन, क्रोध को कम करना। तुतलाना, हकलाना जैसे रोग इस मन्त्र के उच्चारण से धीरे-धीरे ठीक होने लगते हैं। इसमें ध्यान से

विचारों को रोककर दिमाग को पूर्ण विराम दिया जाता है। इसमें संसार से नहीं, बल्कि स्वयं से साक्षात्कार होता है, ज्ञान का उदय होता है। ऊं मन्त्रों की लयबद्धता आपके अलौकिक आभा मंडल को विकसित करता है। ॐ परमपिता परमेश्वर का सर्वोत्तम नाम है, इसके उच्चारण से हम ब्रह्मा, विष्णु और महेश का आह्वान करते हैं और उनके गुणों को अपने अन्दर धारण करते हैं। हम वर्तमान में जीने लगते हैं।

विशेष : आंखे बन्द कर हाथों को ज्ञान मुद्रा में रखकर इस मन्त्र का उच्चारण कर मन ही मन अनाहद नाद को सुनने का प्रयास करें।

3. गुंजन ध्यान

इस ध्यान को करने के लिए सुखासन या पद्मासन में बैठ जाएं, आंखें बन्द करें, दोनों हाथ ज्ञान मुद्रा में रखें और फिर लम्बी गहरी श्वास भरते हुए ॐ का उच्चारण करें। ॐ के उच्चारण पर ज्यादा ध्यान दें। इसका अभ्यास रोज कम-से-कम 10 मिनट तक करें।

लाभः इस ध्यान में जब ॐ की ध्वनि निकलती है, तो मस्तिष्क की सुप्त शक्तियां जागृत होती है। मन्त्र उच्चारण से इस स्वर का उच्चारण कंठ से होने पर इसका प्रभाव हृदय पर पड़ता है, जिससे रक्त शुद्ध होता है, रक्त संचार बढ़ता है। इनके अभ्यास से खर्राटे, दमा और खांसी जैसे रोग दूर होते हैं। यह ध्यान छाती और गले को पुष्ट करता है। ॐ ध्यान के दिव्य गुण-कर्म स्वभाव को आनन्दमय कोश, विज्ञानमय कोश, मनोमय कोश, प्राणमय कोश में धारण करने से शरीर ज्ञान स्वरूप ब्रह्म से मिल जाता है।

सूर्य नमस्कार

सूर्य नमस्कार को हम संपूर्ण व्याायाम भी कह सकते हैं। इसके करने से संपूर्ण शरीर को आरोग्य, शक्ति एवं ऊर्जा की प्राप्ति होती है। साथ ही सभी अंगों-प्रत्यंगों में भी क्रियाशीलता आती है। अगर आपके पास ज्यादा समय नहीं है, तो सुबह 10 बार सूर्य नमस्कार करने से आपके शरीर के सभी व्यायाम हो जाएंगे। इससे शरीर को न सिर्फ ऊर्जा मिलती है, बल्कि मानसिक तनाव से भी मुक्ति मिलती है। यह शरीर की समस्त आंतरिक ग्रंथियों के अंत:स्राव (हार्मोनल सिस्टम) को भी नियंत्रित करता है। इसमें कुल 12 आसन होते हैं....

1. सबसे पहले दोनों हाथों को जोड़कर (नमस्कार की तरह) सीधे खड़े हो जाएं।

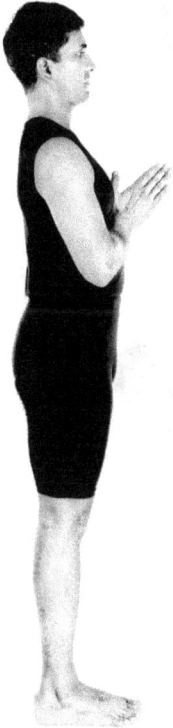

2. सांस भरते हुए अपने दोनों हाथों को ऊपर की ओर कानों से सटाएं और कमर के पीछे की तरफ झुकाएं।

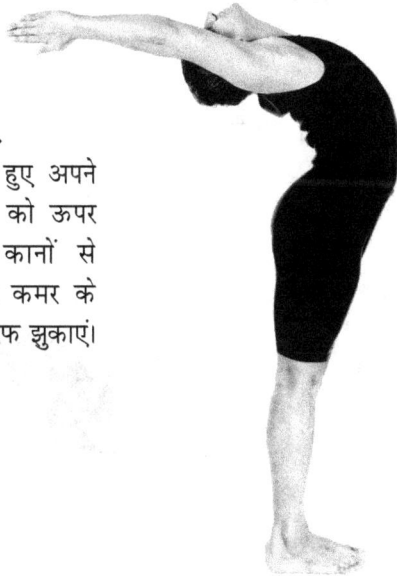

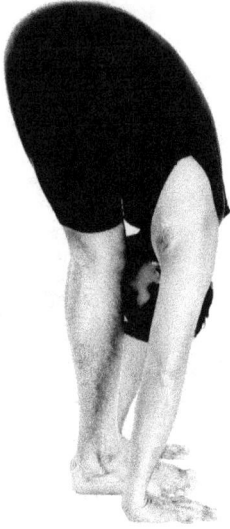

3. सांस को बाहर निकालते हुए और हाथों को सीधे रखते हुए आगे की ओर झुकें। हाथों को पैरों के दाहिने-बाएं करते हुए जमीन को छुएं। ध्यान रहे, इस दौरान घुटने हमेशा सीधे रहें।

4. सांस भरते हुए दाहिने पैर को पीछे की तरफ ले जाएं और गर्दन को पीछे की तरफ झुकाएं। इस स्थिति पर कुछ समय तक रुके रहें।

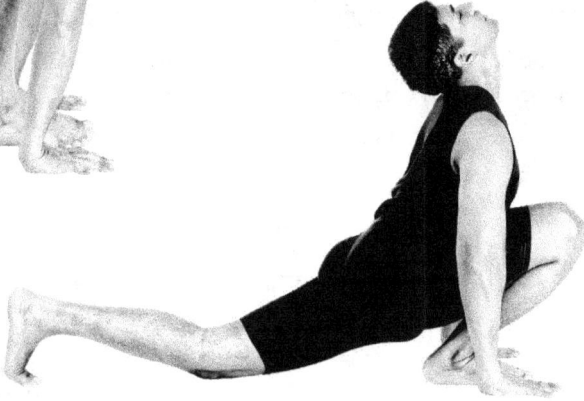

5. अब सांस धीरे-धीरे छोड़ते हुए बाएं पैर को पीछे की तरफ ले जाएं और दोनों पैरों की एड़ियों को मिलाकर शरीर को ऊपर की ओर ले जाएं।

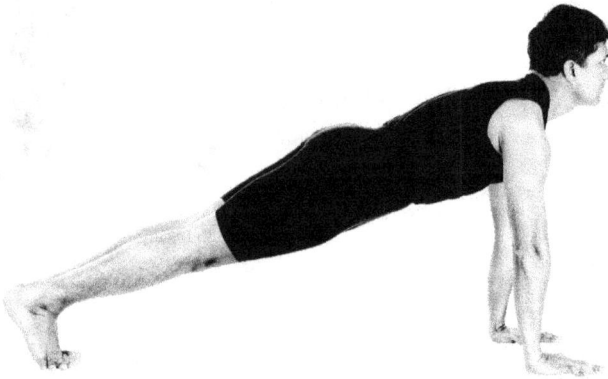

योग : स्त्रियों के लिए

6. सांस भरते हुए नीचे की तरफ आएं और लेट जाएं। पेट जमीन से थोड़ा ऊपर ही रहेगा। अब सांस छोड़ें।

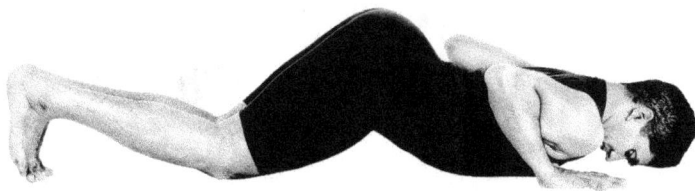

7. शरीर के ऊपरी भाग को सांस भरते हुए उठाएं और गर्दन को पीछे की तरफ झुकाएं। कुछ सेकेंड तक रुके रहें। दृष्टि हमेशा आकाश की तरफ ही रहनी चाहिए।

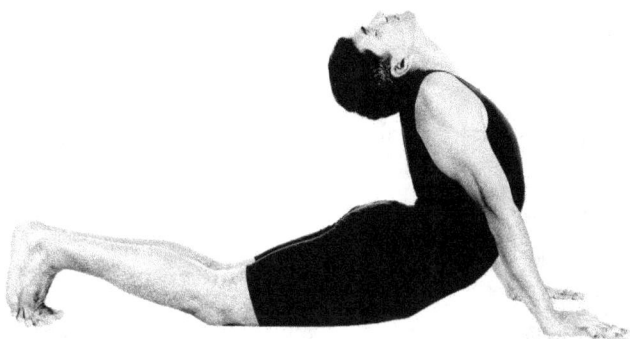

8. अब सांस छोड़ते हुए अपने पृष्ठ भाग (हिप्स) को ऊपर की तरफ उठाएं व सिर को झुका लें। एड़ी को जमीन पर लगाएं।

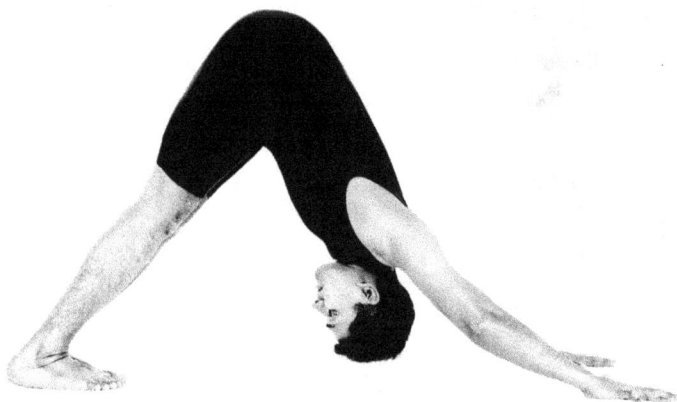

9. दोबारा चौथी प्रक्रिया को अपनाएं, लेकिन इसके लिए बायें पैर को आगे लाएं और गर्दन को पीछे झुकाते हुए ऊपर की तरफ देखें।

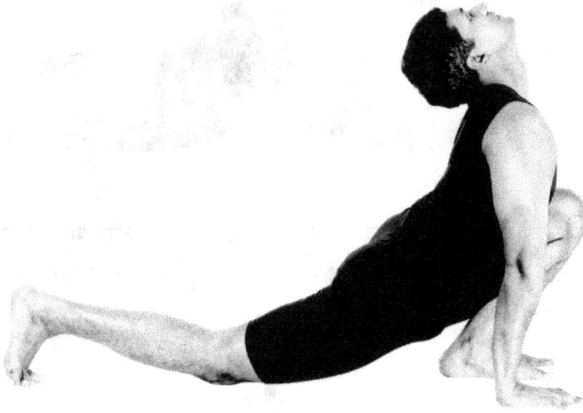

10. बायां पैर वापस लाएं और दाहिने के बराबर में रख कर, तीसरे नंबर की स्थिति में आ जाएं यानी घुटनों को सीधे रखते हुए हाथों से पैरों के दाहिने-बायें जमीन को छुएं।

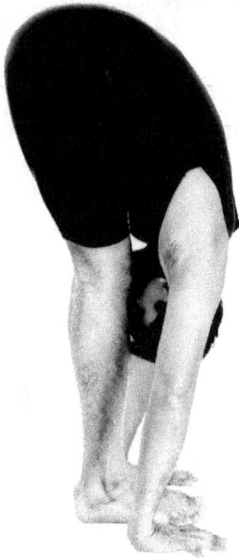

11. सांस भरते हुए दोनों हाथों को कानों से सटा कर ऊपर की तरफ उठें। फिर पीछे की तरफ झुकते हुए पुनः दूसरी अवस्था में आ जाएं।

12. फिर से पहली स्थिति में आ जाएं।

नोट : गर्भवती महिलाएं, कमर दर्द से पीड़ित लोग इसे न करें। घुटने में दर्द हो, तो सतर्कता बरतें। उच्च रक्तचाप के मरीज इसे धीरे-धीरे करें।

जल, स्वर, ताली और हास्य योग

योग चिकित्सा के मुख्य हिस्से हैं आसन, प्राणायाम, ध्यान और सूर्य नमस्कार। जीवन की गाड़ी को पटरी पर स्वस्थ चलाने के लिए जरूरी है योग। भागमभाग वाली इस जीवन शैली में शारीरिक श्रम बेहद जरूरी है। विशेषज्ञों का कहना है कि योग को जीवन शैली का हिस्सा बनाना अत्यंत आवश्यक है।

योग बच्चे, युवा, बुजुर्ग, रोगी, स्त्री-पुरुष सभी के लिए समान रूप से एक चमत्कारी औषधि है। जल योग, स्वर योग, ताली योग और हास्य योग के द्वारा हम आजीवन निरोग कैसे रह सकते हैं, जानिए इस लेख में।

1. जल योग

जल योग में प्रातः उषा-पान किया जाता है। उषाकाल उसे कहते हैं, जब पौ फट रही होती है, रात का अन्धकार कम होने लगता है और हल्का-हल्का प्रकाश होने लगता है। उषा-पान के लिए रात को सोते समय तांबे के लोटे में पानी भर कर ढक दें। सुबह नींद खुलते ही कम-से-कम 1 गिलास इस पानी को पिएं और धीरे-धीरे अभ्यस्त होने पर ज्यादा-से-ज्यादा 5 गिलास तक पिएं। जल बैठकर पिएं।

लाभ : उषा-पान करने से शौच खुलकर होता है, कब्ज का नाश होता है, पेट में रात भर इकट्ठी हुई गर्मी शान्त होती है। स्वास्थ्य विज्ञान के अनुसार प्रत्येक मनुष्य को सभी मौसम में प्रतिदिन 10-15 गिलास पानी पीना चाहिए। जल योग से हमारे आमाशय की धुलाई होती है। पाचनतन्त्र की तरफ खून का दौरा बढ़ जाता है, जिसके कारण पेट की प्रतिरोधक क्षमता बढ़ जाती है। पूरे शरीर का तापमान स्थिर रखने में पानी की अहम भूमिका होती है। खून के रूप में पानी ही शरीर के एक भाग से दूसरे भाग में संचारित होते हुए सम्पूर्ण शरीर का तापमान स्थिर बनाए रखता है। जल गुर्दे की कार्य क्षमता बढ़ाता है और शरीर के पित्त निकालने

वाले अंगों-गुर्दे, फेफड़े, त्वचा और पाचन संस्थान में पर्याप्त सक्रियता बनाए रखता है। पर्याप्त जल-पान से पसीना, पेशाब, मल एवं टॉक्सिन का निष्कासन तेज होने लगता है। आयुर्वेद के अनुसार उषा-पान को अमृतपान माना गया है।

2. स्वर योग

स्वर योग का अर्थ है श्वास-प्रश्वास की गति का ज्ञान। जब हम दायें नासिकारंध्र से श्वास लेते हैं, तो वह कहलाता है सूर्य स्वर या पिंगला नाड़ी। जब हम बायें नासिकारंध्र से श्वास लेते हैं, तो वह चन्द्र स्वर या इड़ा नाड़ी कहलाता है। जब यह स्वर दोनों नासपुटों से चलते हैं, तो इसे मध्य स्वर या सुषम्ना नाड़ी कहते हैं।

लाभ : स्नान करते वक्त अगर सूर्य स्वर मतलब दाहिना स्वर चल रहा हो तो जो लोग अस्थमा, शीत प्रकृति, जुकाम और खांसी वाले होते हैं, उनके लिए यह विधि रामबाण का काम करती है।

- जिनको हमेशा कब्ज रहता है, अगर वह शौच के वक्त सूर्य स्वर को चलाएंगे, तो उनका धीरे-धीरे वर्षों पुराना कब्ज भी ठीक हो जाएगा।
- जब आप ज्वर से पीड़ित हो तो उस परिस्थिति में चन्द्र स्वर चलाएं। धीरे-धीरे आपका ज्वर उतर जाएगा।
- भोजन करते वक्त यदि हम दायां स्वर चलाएं तो इससे भोजन पचने में सहायता मिलती है तथा गैस, कब्ज जैसे रोग से आजीवन मुक्ति मिलती है।
- जो लोग अनिद्रा से पीड़ित हैं, वह रात में सोते वक्त बायीं करवट सोएं और दायां स्वर चलाने का अभ्यास करें। उन्हें कुछ ही समय में गहरी नींद आ जाएगी।
- रतिक्रिया करते वक्त अगर पुरुष का सूर्य स्वर और स्त्री का चन्द्र स्वर चलता हो तो उन्हें रतिक्रिया में आनन्द तो आएगा ही, साथ-साथ महिला गर्भधारण करने में भी सक्षम होगी।
- महत्त्वपूर्ण कार्य, जैसे- इंटरव्यू, व्यापार सम्बन्धित कार्यों के लिए घर से निकलते वक्त हमेशा हमारा दायां स्वर यानी सूर्य स्वर और दायें पैर को घर से सबसे पहले निकाले तो मनचाहा कार्य पूरा होगा।
- आजीवन निरोग और सम्पूर्ण स्वास्थ्य के लिए यदि मनुष्य रात को सूर्य स्वर और दिन में चन्द्र स्वर चलाए तो वह आजीवन निरोग रहेगा।

स्वेच्छा से स्वर बदलने का तरीका :
- दौड़ने या कसरत करने से स्वर स्वेच्छा से बदल जाता है।

- जो स्वर चलाना चाहते हो, उसके विपरीत करवट लेकर सो जाएं और गहरी श्वास लें। कुछ समय में स्वर बदल जाएगा।
- स्वच्छ रूई की बत्ती बनाकर नासिका छिद्र में लगाएं और उस छेद को खुला रखें; जिसको चलाना है, वह स्वर चलने लगेगा।
- जो भी स्वर चलाना है, उसके विपरीत स्वर को बंद कर दें।

3. ताली योग

'एक्यूप्रेशर', 'जिन शिन' दो 'एवं 'सुजोक' चिकित्सा पद्धति के अनुसार हमारे हाथों में सभी बीमारियों को ठीक करने के बिन्दु होते हैं। जिन्हें दबाकर रोग में बहुत जल्दी आराम मिल जाता है। ताली योग इसका एक आयाम है। भजन या कोई गीत गाते समय ताली बजाने की परम्परा सदियों से चलती आ रही है। ताली बजाकर लोग जहां अपनी खुशी प्रकट करते हैं, वहीं अपने स्वास्थ्य की भी रक्षा करते हैं।

ताली बजाने के लिए हमें अपने दोनों हथेली को जोर से एक-दूसरे पर मारना होता है। ऐसा करने से हमारे हथेली के सारे बिन्दु सक्रिय हो जाते हैं और धीरे-धीरे शरीर में व्याप्त रोगों में सुधार होने लगता है। ताली योग का उत्तम उदाहरण हमें मन्दिरों में मिलता है। जब हम ताली बजाकर भजन-कीर्तन करते हैं, तो परिणाम स्वरूप विशेष प्रकार की सूक्ष्म तरंगे निकलती हैं, जो पूरे वातावरण को आनन्दमय बना देती है। लगातार ताली बजाने से हमारे शरीर में रक्त-कणों को शक्ति मिलती है और हमारी प्रतिरोधक क्षमता बढ़ जाती है।

लाभ : जो लोग पाचन संस्थान के रोग, जैसे- कब्ज, गैस, अपच और भूख न लगने जैसे रोगों से पीड़ित हैं, वह यह प्रयोग करें; अपने दायें हाथ की चार अंगुलियों को बायें हाथ की हथेली पर जोर से मारना चाहिए। प्रतिदिन प्रातःकाल 5 मिनट तक अभ्यास करें और यह जरूर ध्यान रखें कि ताली की आवाज एक जैसी ही होनी चाहिए। कुछ दिनों के अभ्यास से आप धीरे-धीरे इन बीमारियों से छुटकारा पा लेंगे। कमर दर्द, जोड़ों का दर्द, गठिया और गर्दन दर्द के रोगी यदि दोनों हाथों को आपस में मिलाते हुए जोर-जोर से 10 मिनट तक ताली योग का अभ्यास करें तो उन्हें भी इन रोगों से मुक्ति मिलेगी।

निम्न रक्तचाप के रोगियों के लिए ताली योग रामबाण है। इसे करने के लिए सीधे खड़े होकर दोनों हाथ को सामने से ताली बजाते हुए नीचे से ऊपर की ओर ले जाकर गोलाकार घुमाएं। ध्यान रखें कि हमारे हाथ की दिशा नीचे से ऊपर गोलाकार ही होनी चाहिए। यह निम्न रक्तचाप को सामान्य करने में बहुत ही असरदार तरीका है। ताली योग से हमारे हृदय, फेफड़ों को बल मिलता है और

कमर दर्द तथा सर्वाइकल जैसे रोग भी दूर हो जाते हैं। हमारे सामने ताली योग का ज्वलंत उदाहरण किन्नर लोग हैं, जो कभी भी हृदय रोग और उच्च रक्तचाप के शिकार नहीं होते हैं। ताली योग के अभ्यास से हम स्वत: ध्यान की अवस्था में आ जाते हैं, परिणाम स्वरूप हम मानसिक तनाव, एकाग्रता में कमी, चिड़चिड़ापन जैसे रोगों से मुक्त रहते हैं।

4. हास्य योग

मनुष्य की आत्मा की सन्तुष्टि, शारीरिक स्वास्थ्य और बुद्धि की स्थिरता नापने का एक ही मापदण्ड है- चेहरे पर खिलती प्रसन्नता। प्रसन्नचित्त आदमी अधिक समय तक जीवन जी पाता है। विश्व में हंसने यानी हास्य योग 'इंटरनल एपरोविक्स' या 'इनर जागिंग' के नाम से भी जाना जाता है। भारतवर्ष में हमारे योगियों ने योग में हास्य योग के महत्व को लगभग 6000 वर्षों पहले ही जान लिया था। हास्य योग का हमारे शरीर तथा स्वास्थ्य पर कितना प्रभाव पड़ता है, अगर लोग इसे जान जाएं तो डॉक्टरों, वैद्यों और हकीमों का काम आधा रह जाए।

हंसना स्वास्थ्य के लिए बहुत ही अच्छा टॉनिक है। खुलकर हंसने से मनुष्य के रक्त संचार की गति बढ़ जाती है, पाचन तंत्र कुशलता से कार्य करते हैं। हमारा 'इम्यून सिस्टम' मजबूत हो जाता है। हमारे शरीर से दूषित वायु यानी कार्बन डाई-आक्साइड बाहर निकलती है। हमारे सांस लेने की पूरी प्रणाली व्यवस्थित हो जाती है। हंसने से पसीना अधिक आता है, जिससे शरीर की गंदगी बाहर निकलती है। हास्य शरीर को झकझोर देता है, जिससे शरीर में अत्यंत महत्त्वपूर्ण भूमिका निभाने वाली एंडोफ्रॉम (हारमोनल) प्रणाली सुचारु रूप से चलने लगती है। शोध के अनुसार, हंसने से हमारे जिस्म की 600 मांसपेशियों का व्यायाम एक साथ हो जाता है।

भारत के प्रसिद्ध योग गुरु

महर्षि पतंजलि

भारत के इतिहास में ऐसे अनेक महापुरुष ऋषि-मुनि आदि हुए हैं, जिन्होंने अपने अद्भुत तथा अतुल्य योगदानों से केवल भारत को ही नहीं, बल्कि पूरे विश्व को लाभान्वित किया है तथा भारत के गौरव को और अधिक बढ़ाया है। इन्हीं महापुरुषों में 'योग के पिता' पतंजलि का नाम स्वर्ण अक्षरों में अंकित है। पतंजलि केवल योग के पिता ही नहीं थे, बल्कि वे खगोलविद् व्याकरण के विद्वान, संगीतकार तथा गणितज्ञ भी थे। पतंजलि का अर्थ होता है 'जो हथेली में गिरा हो'। उनके जन्म के संदर्भ में पुराणों में यह वर्णित है कि पतंजलि का जन्म नहीं हुआ था, वे आकाश से एक सुंदर कन्या की हथेली पर गिरे थे। उस समय उनका स्वरूप किसी बालक का नहीं, बल्कि एक सर्प का था। शायद यही कारण है कि पतंजलि को आधे आदमी तथा आधे सर्प के रूप में ही दर्शाया जाता है। कुछ विद्वानों का यह भी मानना है कि पतंजलि को आधे सर्प तथा आधे मानव के रूप में दर्शाने का कारण यह है कि वे जीवन के दोहरेपन से पूर्णत: मुक्त थे।

कहते हैं पतंजलि का जन्म गोरनाघ (गोनिया) में हुआ तथा बाद में वे काशी के नागकूप में बस गए थे। कुछ विद्वानों का मानना है कि वे महान व्याकरणाचार्य पाणिनी के शिष्य थे। पतंजलि ईसा पूर्व दूसरी शताब्दी में चर्चा में थे। अपनी महान रचना 'योगसूत्र' के अतिरिक्त उन्होंने 'भाष्यकाव्य' व 'चरकसंहिता' जैसे महान ग्रंथों की भी रचना की थी।

पतंजलि इतने महान चिकित्सक थे कि स्वयं राजा भोज ने उन्हें तन के साथ-साथ मन का भी चिकित्सक बताया था। एक बार पतंजलि ने कहा- 'जब तक 1000 लोग एक साथ नहीं होंगे, वे योग सूत्र पर कुछ भी बात नहीं करेंगे।' इसलिए 1000 लोग उनको सुनने के लिए दक्षिण विंध्य पर्वत पर एकत्र हुए।

पतंजलि की एक और शर्त थी कि वे पर्दे के पीछे से योग के ज्ञान के बारे में बताएंगे। उनके सारे शिष्य हैरान थे कि ये क्या हो रहा है। यह एक अद्भुत घटना थी। छात्रों के बीच गुरु पर्दे के पीछे से बिना शब्द बोले समझा रहे थे और शिष्यों को सब कुछ समझ आ रहा था।

हर कोई हैरान रह गया। सभी शिष्यों ने ऊर्जा का विस्फोट अनुभव किया। कुछ शिष्यों के मन में उत्सुकता हुई और उन्होंने पर्दे के पीछे देखने की कोशिश की और इस प्रयास में 999 शिष्य जलकर राख हो गये, परंतु एक शिष्य जो कि लघुशंका के लिए गया था, वह बच गया। लेकिन उसे नियमानुसार दंड मिला, परंतु पतंजलि को दया आ गयी और उसको उन्होंने ब्रह्मराक्षस बना दिया और एक पेड़ पर लटका दिया। किंतु ब्रह्मराक्षस को कोई व्यक्ति नहीं मिला, जो उसको आजाद करा पाये। तब पतंजलि खुद एक शिष्य के रूप में आए और स्वयं ब्रह्मराक्षस ने उन्हें योग सूत्रों का ज्ञान दिया। इस प्रकार पतंजलि ने अपने शिष्य का शिष्य बनकर उसका उद्धार किया।

योगी श्री लाहिड़ी महाशय

लाहिड़ी जी ने 19वीं शताब्दी में, लुप्त 'क्रियायोग' का पुनरुद्धार किया। वह गुप्त तथा सर्वव्यापक योग गुरुओं में से एक थे।

वे जब 33 वर्ष के थे, तब उनकी मुलाकात पूर्व गुरु महावतार बाबाजी से रानीखेत अल्मोड़ा में पर्वतों के मध्य हुई थी, जो उनके आध्यात्मिक योगी गुरु हुए। इसी स्थान पर लाहिड़ी जी को ज्ञात हुआ कि पूर्व जन्म में वे वर्षों तक उन गुफाओं में निवास करके ध्यान योग में मग्न रहते थे। महावतार बाबाजी ने वहां उन्हें पूर्ण तथा चमत्कारिक सृष्टि से अवगत कराया था तथा उन्होंने सावधानी के साथ 'क्रिया योग' की साधना को चार दीक्षाक्रमों में विभक्त किया था। जो प्रत्यक्ष उपयोगिता की दृष्टि से सर्वोत्तम थीं।

लाहड़ी महाशय ने लगभग 5,000 शिष्यों को क्रियायोग में दीक्षित किया, जिनमें अनेक शिष्य अंग्रेज, यूरोपियन और अमेरिकन भी थे।

परमहंस योगानन्द

श्री योगानन्द का जन्म 5 जनवरी, 1893 ई. को भारत के गोरखपुर शहर में एक बंगाली परिवार में हुआ था। पिता भगवती चरन घोष ने इनका नाम मुकुन्द लाल घोष रखा था। बचपन से ही इन्हें पूर्व जन्म की विचित्र स्मृति बनी हुई थी।

माता-पिता दोनों ही अत्यन्त सन्त स्वभाव के सम्पन्न गृहस्थ थे। घर का वातावरण पूर्णतया अनुशासित, धार्मिक एवं शान्त था। आठ बहन-भाइयों में योगानन्द जी चौथी संतान थे। माता-पिता विवाहोपरान्त ही लाहिड़ी महाराज के शिष्य हो गये थे।

योगानन्द जी को बचपन से ही हिमालय पर जाने की बहुत इच्छा थी। अपने एक रिश्तेदार भाई के साथ उन्होंने कई बार घर से भागकर हिमालय पर जाने का प्रयास भी किया, परन्तु हर बार पिता अथवा रिश्तेदारों, परिचितों द्वारा रास्ते में से पकड़कर घर लाए गये। जब ये मां की गोद में थे, तभी उनकी मां को इनके निर्दिष्ट पथ की जानकारी मिल गयी थी, क्योंकि उनके गुरु लाहिड़ी महाशय जी ने उनको गोदी में बैठाकर आशीर्वाद दिया था कि यह बालक एक महान योगी बनेगा। एक बार पंजाब में एक दिव्य साधु ने स्वयं घर आकर उनकी मां को एक चांदी का छोटा-सा कवच दिया और कहा- 'इसे मुकुन्द को तब देना, जब वह सांसारिक आकांक्षाओं का परित्याग कर ईश्वर की खोज के लिए प्रस्तुत हो रहा हो। कुछ वर्षों के बाद वह कवच उसका उद्देश्य सिद्ध कर, स्वयं ही, जहां से आया है, वहीं वापस चला जाएगा।'

अपनी आध्यात्मिक यात्रा में उन्हें हिमालय में कई सन्त-साधु योगियों के दर्शन भी प्राप्त हुए। एक बार वे श्री युक्तेश्वर जी की शरण में पहुंचे, तब उन्हीं की प्रेरणा उन्हें से कोलकाता जाकर बी.ए. करने की आज्ञा मिली। गुरुदेव ने कहा- 'एक दिन योगानन्द तुम्हें पश्चिम देशों में जाना होगा, वहां के लोग भारत के पुरातन ज्ञान के प्रति अधिक ग्रहणशील होंगे।' बाद में गुरु की छत्रछाया में रहकर भगवद् साक्षात्कार भी प्राप्त किया। योगानन्द जी ने कॉलेज से ग्रेजुएशन की, तत्पश्चात् श्री युक्तेश्वर जी ने कुछ दिनों बाद उन्हें 1914 ई. में जुलाई में गुरुवार को परम्परागत रूप से संन्यासी का परिधान पहना दिया एवं अपनी शक्ति-ज्ञान एवं ऊर्जा से उनको पूर्णतया प्लावित कर दिया। तत्पश्चात् जीवन यात्रा करते हुए 1918 ई. में उन्होंने रांची में स्थित कासिम बाजार में 'योगदा सत्संग ब्रह्मचर्य विद्यालय' प्रतिष्ठित की, जहां छात्रों को योग, ध्यान, स्वास्थ्य एवं मानसिक विकास की 'योगदा' प्रणाली की शिक्षा दी जाती है। 1929 ई. में उन्होंने अमेरिका में हुए एक सम्मेलन में भारत के प्रतिनिधि के रूप में भाग लिया। अमेरिका के कई प्रसिद्ध शहरों में भ्रमण किया तथा भाषण दिए। बाद में 1936 में उनके शिष्यों ने उन्हें उपहारस्वरूप समुद्र किनारे एक सुन्दर आश्रम बनाकर प्रदान किया, जिसका नाम है 'एन्सिनीटस आश्रम'। यहां परमहंस योगानन्द जी के शिष्यों द्वारा सिद्धान्तों की योग क्रिया को सिखाया जाता है। 7 मार्च, 1952 को परमहंस जी ने लॉस एंजिलिस (कैलिफोर्निया) में अपना शरीर त्याग दिया।

योग : स्त्रियों के लिए

तिरूमलाई कृष्णमाचार्य

तिरूमलाई कृष्णमाचार्य पूरे विश्व में आधुनिक योग के पिता के रूप में जाने जाते हैं। मुख्य रूप से कृष्णमाचार्य एक उपचारक थे। कृष्णमाचार्य, आयुर्वेद तथा योग के मिश्रित रूप द्वारा उपचार किया करते थे। कृष्णमाचार्य को विन्यास का वास्तुकार एवं हठ योग के पुनर्उद्धारक के रूप में देखा जाता है।

उनका जन्म मद्रास के एक छोटे से गांव मुचुकुण्डपुरम में 18 नवंबर, 1888 को हुआ था। इनके पिता तिरूमलाई श्रीनिवास तट्टाचार्य एक जाने-माने वेद गुरु थे।

छह वर्ष की आयु में ही कृष्णमाचार्य का उपनयन करवा दिया गया, इसके पश्चात् उन्होंने अमरकोश द्वारा संस्कृत भाषा का ज्ञान लिया और अपने पिता के संरक्षण में वेदों, शास्त्रों, आसनों तथा प्राणायाम का ज्ञान प्राप्त किया। कृष्णमाचार्य जब 10 वर्ष के थे, तब उनके पिता का स्वर्गवास हो गया और उन्हें अपने परिवार सहित मैसूर जाना पड़ा। इसके पश्चात् उन्होंने अपनी औपचारिक पढ़ाई मैसूर में प्रारम्भ की। कृष्णमाचार्य ने अपनी विद्वान परीक्षा मैसूर में पूरी की और व्याकरण, वेदान्त, तर्क आदि का ज्ञान भी प्राप्त किया। 16 वर्ष की आयु में कृष्णमाचार्य को एक विचित्र स्वप्न ने उन्हें तमिलनाडु जाने के लिए आतुर किया। तमिलनाडु जाकर उन्होंने आत्मिक सुख एवं आध्यात्मिक ज्ञान प्राप्त किया। इसके पश्चात् उन्होंने अपना योग अभ्यास जारी रखा तथा योगगुरु श्री बाबू भगवान दास द्वारा संख्य योग की शिक्षा प्राप्त की।

कृष्णमाचार्य का मानना था कि भले ही रोग शरीर का हो, परंतु उसकी जड़ तन-मन और मस्तिष्क तीनों से ही जुड़ी होती है। अपनी योग शैली में कृष्णमाचार्य प्राणायाम, आसन और ध्यान पर विशेष महत्व दिया करते थे। उनका मानना था कि योग भारत के लिए एक अमूल्य उपहार है। कृष्णमाचार्य द्वारा दी गई योग शिक्षा का मुख्य आधार पतंजलि के योग सूत्र एवं योग याज्ञवल्क्य हैं। कृष्णमाचार्य ने मैसूर के राजा के संरक्षण में, पूरे भारतवर्ष में योग का प्रचार किया।

महर्षि महेश योगी

महर्षि महेश योगी (12 जनवरी 1918-5 फरवरी 2008) के जन्म का नाम महेश प्रसाद वर्मा था। महर्षि ने वयस्क जीवन में महान द्रष्टा और योगी की उपाधि प्राप्त की। महर्षि महेश 'ट्रांसेडेन्टल ध्यान' तकनीक के संस्थापक हैं।

महर्षि महेश, गुरु स्वामी ब्रह्मानंद सरस्वती के शिष्यों में से एक हैं। एक

लिपिक की नौकरी छोड़कर योगी बन जाने की उनकी कहानी अद्‌भुत है। कहा जाता है कि वे एक दिन साइकिल से अपने घर जा रहे थे, तभी उनके कानों में स्वामी ब्रह्मानंद की आवाज आई और साइकिल एक तरफ छोड़कर वे उस शिविर में चले गए तथा इसके बाद उन्होंने कभी घर की ओर मुड़कर नहीं देखा। हिमालय के ज्योतिर्मठ में जब स्वामी ब्रह्मानंद सरस्वती शंकराचार्य थे, तब महर्षि वहां उनके सहायक के रूप में उनके साथ रहते थे। महर्षि महेश ने 'भक्ति ध्यान' के माध्यम से पूरी दुनिया को वैदिक वाङमय की संपन्नता की अनुभूति करवाई।

नालंदा व तक्षशिला के अकादमिक वैभव को साकार करते हुए विद्यालय, महाविद्यालय और विश्वविद्यालय की सुपरंपरा को गति दी। महर्षि ने वेदों के ज्ञान को अपनी पुस्तक में विस्तार दिया और अपने उपदेशों और शिक्षा के प्रचार-प्रसार देने के लिए आधुनिक तकनीकों को अपनाया। उन्होंने महर्षि मुक्त विश्वविद्यालय खोला और ऑनलाइन शिक्षा की व्यवस्था की।

वर्ष 1990 में हॉलैंड के त्योड्राप गांव में अपनी सभी संथाओं का मुख्यालय बनाकर वह वहीं स्थायी रूप से बस गए और संगठन से जुड़ी गतिविधियों का संचालन करने लगे। दुनिया-भर में फैले लगभग 60 लाख अनुयायियों के माध्यम से उनकी संथाओं में आयुर्वेदिक चिकित्सा पद्धति और प्राकृतिक तरीके से बनाई गई कॉस्मेटिक हर्बल दवाओं के प्रयोग को बढ़ावा दिया।

स्वामी राम

स्वामी राम का जन्म सन् 1925 में गढ़वाल में हुआ था। बहुत छोटी आयु से ही स्वामी राम का पालन-पोषण हिमालय में उनके गुरु 'बंगाली बाबा' द्वारा किया गया था। स्वामी राम अपने गुरुजी के साथ हिमालय के कई मंदिरों में गये, जहां उन्होंने हिमालय के कई साधु संतों द्वारा शिक्षण प्राप्त किया। उन्होंने अपने महागुरु द्वारा तिब्बत के एक इलाके में भी शिक्षण प्राप्त किया।

सन् 1949-1952 तक स्वामी राम ने दक्षिणी भारत की करवीर पीठ में शंकराचार्य का पद सम्भाला। सन् 1952 में अपने गुरुजी के पास लौटकर स्वामी राम ने हिमालय की गुफाओं में कुछ और वर्षों तक अपनी शिक्षा का अभ्यास किया। इसके पश्चात् अपने गुरुजी के कहने पर स्वामी राम ने अपना अधिक समय पश्चिमी देशों में शिक्षा प्रदान करने में व्यतीत किया। स्वामी राम उन पहले योगियों में से एक हैं, जिनका अध्ययन पश्चिमी वैज्ञानिकों ने किया। 1960 के दशक में 'मैनिनजर क्लीनिक' में कुछ वैज्ञानिकों ने स्वामी राम पर अध्ययन किया, जिसमें वे अपनी हृदय गति, रक्तचाप, शरीर के तापमान को अपनी इच्छा अनुसार

नियंत्रित कर लेते थे। स्वामी राम ने अपना पहला योग आश्रम नेपाल में स्थापित किया। बाद में उन्होंने यह आश्रम स्वामी विशुद्ध देव को सौंप दिया। स्वामी राम 'हिमालय इंस्टीट्यूट ऑफ योगा साइन्स एण्ड फिलॉसफी' के संस्थापक थे, जिसका मुख्यालय पेन्सिलवानिया में है। स्वामी राम ने अनेक पुस्तकों का लेखन किया है। जिनमें उन्होंने अपने योगी बनने की कहानियों से लेकर योग विद्या और ध्यान के बारे में लिखा है। इनका निधन सन् 1996 में हुआ था।

बी.के.एस. आयंगर

बी.के.एस. आयंगर, टी. कृष्णमाचार्य के सबसे पहले शिष्यों में से एक थे। आयंगर छोटी आयु से ही अनेक रोगों से ग्रस्त थे, जिस कारण वे शारीरिक रूप से कमजोर हो गए थे। अपनी इसी समस्या के कारण उन्होंने योग को अपनाया और महर्षि पतंजलि के योग सूत्रों को एक नए और आधुनिक प्रकार से परिभाषित किया, जिसे आज विश्वभर में 'आयंगर योग' के नाम से जाना जाता है। उनका जन्म 14 दिसंबर, 1918 को हुआ।

आयंगर ने 15 वर्ष की आयु से मैसूर में टी. कृष्णमाचार्य, जो कि रिश्ते में उनके बहनोई थे, द्वारा अपनी योग शिक्षा प्रारंभ की। यहां उन्होंने विभिन्न प्रकार के योग आसनों का प्रशिक्षण लिया, जिसकी सहायता से उनकी रोगग्रस्त स्थिति में सुधार होने लगा। इसके पश्चात् सन 1937 में जब आयंगर 18 वर्ष के थे, उनके गुरु कृष्णमाचार्य ने उन्हें एक योग शिक्षक के रूप में पूना भेजा। पूना में आयंगर ने अपना अधिकांश समय योग सीखने-सिखाने तथा योग को नए रूप में ढालने और योग के आधुनिक प्रकार खोजने में व्यतीत किया।

सन् 1952 में आयंगर की मित्रता संगीतकार येहूदी मेनूद्दीन से हुई, जिनके कारण आयंगर जो केवल भारतीय योग गुरु के रूप में जाने जाते थे, उन्हें अंतर्राष्ट्रीय स्तर पर जाना जाने लगा। इसके बाद आयंगर नियमित रूप से पश्चिमी देशों में अपनी योग शिक्षा प्रदान करने लगे और उनकी योग प्रशिक्षा विश्व-भर में विख्यात होने लगी।

सन् 1956 में आयंगर की पहली पुस्तक 'लाइट ऑफ योगा' प्रकाशित हुई, जो कि अंतर्राष्ट्रीय स्तर पर अत्यंत प्रचारित हुई। सन 2005 में इस पुस्तक को 17 अन्य भाषाओं में प्रकाशित किया गया। सन् 1975 में आयंगर ने अपनी स्वर्गवासी पत्नी की याद में 'रमणी आयंगर मेमोरियल इंस्टीट्यूट' स्थापित किया, जो पूना में स्थित है। सन् 1984 में आधिकारिक तौर पर योगा से सेवानिवृत्त हुए, परंतु वे योग की दुनिया में सक्रिय ही रहे। वे समय-समय पर विशेष कक्षाओं और भाषाओं में

अपना योगदान देते रहे। उनकी सुपत्री गीता और पुत्र प्रशान्त भी अंतर्राष्ट्रीय स्तर पर योग के लिए विख्यात हुए।

यह उनका योग शासन ही था, जिसके कारण सन् 1996 और 1998 में दो दिल के दौरों के बावजूद भी वे एक स्वस्थ जीवन व्यतीत करने में सक्षम रहे।

सन् 2005 में आयंगर अपनी पुस्तक 'लाइट ऑन लाइफ' के प्रचार के लिए अमेरिका गए। सैन फ्रांसिस्को शहर के बोर्ड सुपरवाइजरों ने 3 अक्टूबर, 2005 को 'बी.के.एस. आयंगर डे' घोषित किया गया।

आयंगर को विश्व के सबसे प्रचलित एवं सफल योग महागुरु के रूप में जाना जाता है। 20 अगस्त, 2014 को बी.के.एस. आयंगर का देहांत हो गया। कहते हैं कि अपनी 95 वर्ष की आयु में भी वे शीर्षासन करते थे।

स्वामी वेद भारती

स्वामी वेद भारती का जन्म सन् 1933 में देहरादून में हुआ था। मुख्य रूप से स्वामी जी का परिवार संस्कृतभाषी था, 4 वर्ष की उम्र से ही स्वामी जी अपने पिता द्वारा संस्कृत की शिक्षा लेने लगे थे। मात्र 9 वर्ष की आयु से ही वे उत्तर भारत में एक उपदेशक के रूप में प्रचलित हो गए थे। स्वामी जी वेदों, हिंदू और बौद्ध धर्म के विषयों पर उपदेश दिया करते थे।

एक दिन भी स्कूल गए बिना स्वामी जी ने न केवल योग, ध्यान और अध्यात्म का गूढ़ ज्ञान लिया, बल्कि उन्होंने हॉलैंड में बी.ए. और डी.लिट जैसी डिग्रियां भी प्राप्त कीं। स्वामी जी महानतम संस्कृत विद्वानों में से एक होने के साथ-साथ पाली और अन्य उत्तर भारतीय भाषाओं के ज्ञाता भी हैं। स्वामी जी कई पुस्तकों और लेखों के रचयिता हैं। सन् 1966-1973 तक स्वामी जी ने मिनेसोटा, यू.एस.ए. में अध्ययन भी किया है। पतंजलि के योगसूत्र पर 1500 पृष्ठों का टीका स्वामी जी की महत्त्वपूर्ण कृति है। स्वामी जी मानते हैं कि योग और ध्यान स्वशासन का विज्ञान है, उसकी कला है। हिमालय में हजारों वर्षों से ऋषि-मुनियों ने ध्यान-योग की जिस परंपरा को विकसित किया, स्वामी जी उसी परंपरा को आगे बढ़ा रहे हैं।

ऋषिकेश के एक छोर पर स्वामी रामसाधक ग्राम स्थित है, यह स्वामी वेद भारती का आश्रम है। स्वामी जी यहां के महामंडलेश्वर हैं। स्वामी वेद भारती, दुनिया भर में योग और अध्यात्म का प्रचार करने वाले हिमालय के स्वामी राम के शिष्य हैं। इसलिए स्वामी वेद भारती को 'हिमालय परंपरा का योगी' भी कहा जाता है।

धीरेन्द्र ब्रह्मचारी

धीरेन्द्र ब्रह्मचारी का जन्म 12 फरवरी, 1924 को मधुबनी (बिहार) में हुआ था। इनके जन्म का नाम धीरेन्द्र चौधरी था। धीरेन्द्र ब्रह्मचारी जी को भारत की पूर्व प्रधानमंत्री स्व. इन्दिरा गांधी को योग संरक्षण प्रदान करने के लिए जाना जाता है।

धीरेन्द्र जी के योग आश्रम भारत के कई नगरों में हैं, जैसे-दिल्ली, जम्मू-कश्मीर और कटरा आदि।

13 वर्ष की आयु में भगवत्गीता से प्रेरित होकर धीरेन्द्र जी अपना घर छोड़कर वाराणसी चले गये। इसके पश्चात लखनऊ से 12 मील दूर स्थित गोपाल खेड़ा में धीरेन्द्र जी ने अपने गुरु महर्षि कार्तिकेय के संरक्षण में योग विद्या प्राप्त की।

सन 1960 में धीरेन्द्र जी को U.S.S.R. (रशिया) जाकर हठ योग की शिक्षा देने का अवसर प्राप्त हुआ।

सन् 1970 में दूरदर्शन पर धीरेन्द्रजी के योग कार्यक्रम प्रसारित किये जाते थे। उन्होंने दिल्ली प्रशासित विद्यालयों में योग को एक अध्ययन के विषय में प्रस्तुत किया। सन् 1981 में उन्होंने मानव संसाधन विकास मंत्रालय के अधीन केंद्रीय विद्यालयों में योग की शुरुआत की। धीरेन्द्र ब्रह्मचारी जी ने दिल्ली में 'मोरारजी देसाई नेशनल इंस्टीट्यूट' के नामक योग आश्रम भी स्थापित किया।

इन्होंने हिन्दी और अंग्रेजी में योग पर आधारित पुस्तकें भी लिखी, यौगिक सूक्ष्म व्यायाम' और 'योगा आसन विज्ञान'। 9 जून, 1994 को एक विमान दुर्घटना में धीरेन्द्र ब्रह्मचारी जी का निधन हो गया।

बाबा रामदेव

1965 में बाबा रामदेव का जन्म अलीपुर गांव, महेंद्रगढ़, तहसील हरियाणा में हुआ। बाबा रामदेव का वर्तमान समय में योग को प्रचलित व लोकप्रिय करने में बहुत बड़ा योगदान है। बाबा रामदेव ने योग को घर-घर तक पहुंचाया है। बाबा रामदेव ने 4 फरवरी, 2005 में हरिद्वार में पतंजलि योगपीठ की स्थापना की।

आज योग को जो लोकप्रियता हासिल हो रही है, उसका कारण उसे व्यावहारिक व सरल बनाकर प्रस्तुत किया जाना भी है। जिसमें स्वामी बाबा रामदेव जी का बहुत बड़ा योगदान है। बाबा रामदेव ने अपनी पुस्तक 'योग साधना', 'योग चिकित्सा रहस्य' तथा 'प्राणायाम रहस्य' में योग के बारे में विस्तार से बताया है। पतंजलि योगपीठ द्वारा प्रशिक्षित और प्रमाणित योग शिक्षकों के मार्गदर्शन में आधुनिक तरीकों से, टी.वी. और इन्टरनेट द्वारा भी योग का प्रचार-प्रसार किया जा रहा है। देश की सामाजिक,

राजनीतिक और आर्थिक प्रणाली में शारीरिक, मानसिक और आध्यात्मिक स्वास्थ्य की देखभाल में योग को प्रचारित करके स्वामी रामदेव जी ने अपना महत्त्वपूर्ण योगदान दिया है।

बाबा रामदेव ने अष्टध्यायी, महाभाष्य, उपनिषदों के रूप में भारतीय शास्त्रों के कई तत्त्वों का ज्ञान दिया है। स्वामी जी ने भारत के धरोरा, किशनगढ़ और महेंद्रगढ़ में कई गुरुकुलों की स्थापना भी की है।

कुछ सूत्रों के अनुसार स्वामी रामदेव ने अपनी लकवाग्रस्त स्थिति को योग द्वारा उपचारित किया है, जिसकी वह खुद में एक मिसाल हैं। स्वामी रामदेव आज पूरे विश्व-भर में योग विज्ञान के अनेक शिविर आयोजित करते हैं और इसी प्रकार वे भारत सहित पूरे विश्व में 21वीं सदी के योग महागुरु के रूप में जाने जाते हैं।

भरत ठाकुर

भरत ठाकुर अंतर्राष्ट्रीय स्तर पर एक अध्यात्म गुरु के रूप में जाने जाते हैं। भरत ठाकुर को 'कलात्मक योग' का संस्थापक भी माना गया है। विश्व की जानी-मानी पत्रिका टाइम मैग्जीन ने भरत को 'द लिविंग हिमालयन मास्टर' भी कहा है।

भरत ने योग शिक्षा का प्रारंभ बहुत छोटी आयु से ही कर दिया था। मात्र 4 वर्ष की आयु में ही भरत अपने गुरु श्री सुखदेव ब्रह्मचारी द्वारा हिमालय पर ले जाने के लिए चुने गये थे। अपने गुरु के मार्गदर्शन में भरत ने योग की गहन शिक्षा प्राप्त की, जहां उन्होंने मुख्य रूप से हठ योग, अष्टांग योग, कर्म योग, कुण्डलिनी योग तथा योग के अन्य तत्त्व जैसे-आसन, प्राणायाम व ध्यान का शिक्षण प्राप्त किया। इसी के साथ भरत ने आयुर्वेद तथा तंत्र-मंत्र जैसे विषयों पर भी ज्ञान प्राप्त किया। सूत्रों द्वारा यह भी ज्ञात होता है कि भरत सूफी, जैन और बौद्ध धर्म के ज्ञाता भी हैं।

हिमालय से लौटने के पश्चात् भरत ने अपनी सामान्य शिक्षा प्राप्त की और ग्वालियर से स्नातक स्तर तथा व्यायाम, शारीरिक और योग की शिक्षा पूर्ण की।

भरत ठाकुर द्वारा रचित आर्टिस्टिक योगा (कलात्मक योग शैली) में प्राचीन योग तकनीक को नए रूप में 21वीं सदी के अनुसार ढाला गया है। इस योग शैली में शक्ति, लचीलेपन, क्षमता और सन्तुलन पर विशेष रूप से ध्यान दिया जाता है।

भरत 7 योग पुस्तकों के लेखक हैं और अपनी योग शैली को यू.के., यू.एस. ए. और सिंगापुर जैसे देशों में फैला रहे हैं।

भरत तनाव प्रबंधन एवं ध्यान पर आधारित वर्कशॉप्स का आयोजन भी करते हैं।

भरत ठाकुर की योग शैली को अपनाने वाले केवल भारतीय ही नहीं हैं,

बल्कि पूरे विश्व की जानी-मानी हस्तियां हैं। इनमें माइकल डगलस, बोरिस बेकर, शेन वॉर्न, करीना कपूर, रतन टाटा, अनुष्का शंकर, सलमान खान सम्मिलित हैं।

विक्रम चौधरी

विक्रम चौधरी एक भारतीय योग गुरु हैं। इनका जन्म 10 फरवरी, 1946 को कोलकाता में हुआ। मूल रूप से विक्रम, 'विक्रम योग' के रचनाकार के रूप में जाने जाते हैं। विक्रम योग एक प्रकार का 'हॉट योगा' है, जिसमें हठ योग से लिए गए 26 आसनों को गर्म वातावरण में किया जाता है।

विक्रम बताते हैं कि 20 वर्ष की आयु में वे एक भारोत्तोलन दुर्घटना में गंभीर रूप से घायल हो गए थे, किन्तु योग के 26 आसनों को नियमित रूप से करने से उनके स्वास्थ्य में सुधार आ गया। सन् 1970 में विक्रम यू.एस.ए. जाकर बस गए और वहां उन्होंने कैलिफोर्निया और हवाई में अपने योग स्टूडियो की स्थापना की। सन् 1990 में विक्रम ने अपनी योग शैली के सर्टिफिकेट कोर्स शुरू किए। विक्रम ने योग पर दो पुस्तकें भी लिखी हैं।

OOO

www.ingramcontent.com/pod-product-compliance
Lightning Source LLC
Chambersburg PA
CBHW072233290326
41934CB00008BA/1277
9788171822904